わかりやすい 輸液製剤

北海道薬科大学教授　　京都大学大学院薬学研究科教授
郡　修徳　　栄田敏之
編　集

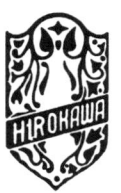

東京 廣川書店 発行

執筆者一覧（五十音順）

旭　　満里子	国際医療福祉大学教授
郡　　修　徳	北海道薬科大学教授
栄田　敏之	京都大学大学院薬学研究科教授
武田　光志	千葉科学大学教授
千葉　　薫	北海道医療大学准教授
中尾　　誠	金城学院大学教授
生城山　勝巳	千葉科学大学准教授
水谷　秀樹	金城学院大学准教授
山田　治美	国際医療福祉大学准教授
山村　恵子	愛知学院大学教授

発行にあたって

　近年の医療技術の高度化，医薬分業の進展等に伴う医薬品の安全使用や薬害の防止といった社会的ニーズに応えるため，薬剤師養成のための薬学教育においては，教養教育や医療薬学を中心とした専門教育及び実務実習の充実を図ることが重要である，という論議を経て，2004年，学校教育法が一部改正され，薬学教育の修業年限が6年に延長されました．

　新しい6年制教育の特徴は合計5か月間にわたる病院・薬局実務実習，共用試験に象徴されており，効果的な教育を行うために，「薬学教育モデル・コアカリキュラム」，「実務実習モデル・コアカリキュラム」が策定されました．

　実務実習は，学生が実際に経験することにより，医療の現場において薬剤師の果たすべき職責の重要性を認識させ，医療の担い手，医療人としての職業倫理や責任感を身につけさせるものであり，充実した教育を行うために，行政，大学，日本病院薬剤師会，日本薬剤師会の協力により，実務実習の実施体制の整備が行われました．2006年度，薬系大学入学者から新しい教育がスタートしており，2010年度，最初の実務実習の実施に向け，最後の準備が行われています．

　6年制教育の充実のため，大学関係者が早急に行わねばならない課題が，たくさん残されています．そのひとつに，6年制教育に対応した，すなわち医療現場の視点で記された参考書や教科書の発行があげられます．

　従来の製品志向の薬学に関しては，いくつもの優れた参考書や教科書が発行されておりますが，今まさに始まろうとしている患者志向の薬学に関しては，参考書や教科書が量的にも質的にも不足しております．

　このような状況下，この度，「わかりやすい輸液製剤」を発行させて頂くことになりました．チーム医療で期待されている薬剤師業務のひとつである輸液製剤の調製と輸液製剤に関する情報提供について，患者志向の薬学の専門家，すなわち，医療現場での業務経験がある先生方，医療薬学に造詣の深い先生方に，実務実習へ向かう学生がより充実した実習ができるよう，願いを込めて執筆いただきました．

　本書では，まず輸液療法を必要とする病態に関する基本的な知識を身につけ，次に，それぞれの病態で使用される輸液製剤の種類と特徴を薬学的観点からとらえ，最終的に演習としていくつかの症例を取り上げ，輸液療法の基本を学べるように構成されています．

　本書が，新しい薬学を学ぶ学生にとって，有意義な一冊になれば，この上なく幸いに思います．

　最後に，本書の出版にあたり労をとられた，廣川書店社長 廣川節男氏，常務取締役廣川典子氏をはじめ野呂嘉昭氏，島田俊二氏ほか，編集部の諸氏に感謝いたします．

平成21年2月

郡　　修徳
栄田　敏之

目　次

第1章　体液の恒常性 ………………………………………………（郡　　修徳）1
　1.1　生体の内部環境　1
　1.2　腎臓と体液恒常性維持　3
　　　1　腎臓の構造　3
　　　2　腎臓からの尿排泄　4

第2章　輸液製剤の調製方法と輸液療法の必要な病態 ……………………… 9
　2.1　輸液製剤の調製方法…………………………………………（山田　治美）9
　　　1　注射剤の剤形　9
　　　2　調製環境および使用器具　13
　　　3　無菌調製法　18
　2.2　水・電解質異常………………………………………………（旭　満里子）24
　　　1　体内水分の分布と組成　24
　　　2　体内水分の浸透圧　27
　　　3　水・電解質の調節機構　30
　　　4　水・電解質異常　31
　　　5　電解質輸液の調製方法（計算）　35
　2.3　酸塩基平衡異常………………………………………………（郡　　修徳）37
　　　1　揮発性酸と不揮発性酸　37
　　　2　体液の緩衝系　37
　　　3　腎臓での酸排泄の仕組み　38
　　　4　アシドーシスとアルカローシス　41
　　　5　呼吸性の異常　41
　　　6　代謝性の異常　42
　　　7　アニオンギャップ　43
　2.4　栄養バランス異常……………………………………………（千葉　　薫）44
　　　1　タンパク質・エネルギー不足の臨床型分類　45
　　　2　エネルギー代謝変化　46
　　　3　除脂肪体重と窒素死　48
　　　4　栄養評価　48
　　　5　栄養療法　50
　　　6　栄養療法としての三大栄養素　53

第3章　体液調節輸液製剤 ……………………………………………（山村　恵子）57
　3.1　輸液製剤の種類　57

            1　水分補給輸液製剤　58
            2　電解質輸液製剤　59
            3　血漿増量剤　63
            4　浸透圧輸液製剤　64
            5　栄養輸液製剤　64
    3.2　維持輸液と欠乏輸液　65
    3.3　脱水時の輸液製剤の使い分け　66

第4章　栄養輸液製剤　……………………………………（生城山勝巳・武田　光志）69

    4.1　栄養輸液製剤とは　69
    4.2　糖質輸液製剤　71
            1　ブドウ糖輸液製剤　71
            2　その他の糖質輸液製剤　72
            3　投与速度　72
    4.3　アミノ酸輸液製剤　72
            1　高濃度アミノ酸製剤　72
            2　病態別特殊アミノ酸製剤　73
            3　投与速度　75
            4　亜硫酸塩による配合変化　75
    4.4　脂肪乳剤製剤　76
            1　脂肪乳剤製剤の投与目的　76
            2　脂肪乳剤製剤の種類と特徴　76
            3　投与速度　76
            4　使用上の注意　77
    4.5　末梢静脈栄養輸液製剤　77
    4.6　高カロリー輸液製剤　79
            1　高カロリー輸液製剤の種類と特徴　79
            2　メイラード反応　83
            3　高カロリー輸液製剤とビタミンB_1　85
            4　高カロリー輸液療法におけるその他の問題点　86
    4.7　ビタミン製剤　87
            1　水溶性ビタミン　87
            2　脂溶性ビタミン　91
    4.8　微量元素製剤　93
            1　鉄　94
            2　銅　95
            3　亜鉛　95
            4　マンガン　95

5　ヨウ素　96
　　　6　セレン　96
　　　7　クロム　97
　　　8　モリブデン　97

第5章　症　例 ……………………………………………………………… 101
　　　1　脱水症 ……………………………………………（水谷　秀樹）101
　　　2　熱傷 ………………………………………………（水谷　秀樹）102
　　　3　腎不全 ……………………………………………（水谷　秀樹）105
　　　4　肝不全 ……………………………………………（水谷　秀樹）108
　　　5　糖尿病 ……………………………………………（水谷　秀樹）109
　　　6　がん化学療法時におけるハイドレーション ……（中尾　　誠）110
　　　7　小児（下痢，嘔吐）………………………………（中尾　　誠）111
　　　8　高齢者の多臓器不全 ………………………………（中尾　　誠）114

索　　引 ……………………………………………………………………… 117

目次と SBO 対照表

本書目次	SBO
第1章　体液の恒常性 　　1.1　生体の内部環境 　　1.2　腎臓と体液恒常性維持 　　　　1　腎臓の構造／2　腎臓からの尿排泄	C8　生命体の成り立ち （1）ヒトの成り立ち【泌尿器系】 1）腎臓，膀胱などの泌尿器系臓器について機能と構造を関連づけて説明できる．
第2章　輸液製剤の調製方法と輸液療法の必要な病態	
2.1　輸液製剤の調製方法 　　　　1　注射剤の剤形／2　調製環境および使用器具／3　無菌調製法	（Ⅰ）実務実習事前学習 （4）医薬品の管理と供給 《製剤化の基礎》 15）無菌操作の原理を説明し，基本的な無菌操作を実施できる．（知識・技能） 16）抗悪性腫瘍剤などの取扱いにおけるケミカルハザード回避の基本的手技を実施できる．（技能） （Ⅱ）病院実習 （1）病院調剤を実践する 《注射剤調剤》 37）注射剤（高カロリー栄養輸液など）の混合操作を実施できる．（技能）
2.2　水・電解質異常 　　　　1　体内水分の分布と組成／2　体内水分の浸透圧／3　水・電解質の調節機構／4　水・電解質異常／5　電解質輸液の調製方法（計算）	（Ⅰ）実務実習事前学習 （4）医薬品の管理と供給 《注射剤と輸液》 19）代表的な輸液と経管栄養剤の種類と適応を説明できる． 20）体内電解質の過不足を判断して補正できる．（技能） （Ⅱ）病院実習 （1）病院調剤を実践する 《注射剤調剤》 37）注射剤（高カロリー栄養輸液など）の混合操作を実施できる．（技能）
2.3　酸塩基平衡異常 　　　　1　揮発性酸と不揮発性酸／2　体液の緩衝系／3　腎臓での酸排泄の仕組み／4　アシドーシスとアルカローシス／5　呼吸性の異常／6　代謝性の異常／7　アニオンギャップ	（Ⅱ）病院実習 （1）病院調剤を実践する 《注射薬調剤》 35）代表的な注射処方せんについて，処方内容が適正であるか判断することができる．（技能）

本書目次	SBO
2.4 栄養バランス異常 　1　タンパク質・エネルギー不足の臨床型分類／2　エネルギー代謝変化／3　除脂肪体重と窒素死／4　栄養評価／5　栄養療法／6　栄養療法としての三大栄養素	C9（4）生体エネルギー 【ATPの産生】 2）解糖系について説明できる． 3）クエン酸回路について説明できる． 6）アセチルCoAのエネルギー代謝における役割を説明できる． 7）エネルギー産生におけるミトコンドリアの役割を説明できる． 【飢餓状態と飽食状態】 1）グリコーゲンの役割について説明できる． 2）糖新生について説明できる． 3）飢餓状態のエネルギー代謝（ケトン体の利用など）について説明できる． 4）余剰のエネルギーを蓄える仕組みを説明できる． 7）糖から脂肪酸への合成経路を説明できる． C11（1）健康 【栄養素】 1）栄養素（三大栄養素，ビタミン，ミネラル）を列挙し，それぞれの役割について説明できる． 5）エネルギー代謝に関わる基礎代謝量，呼吸商，エネルギー所要量の意味を説明できる． 6）栄養素の栄養所要量の意義について説明できる．
第3章　体液調節輸液製剤 　3.1　輸液製剤の種類 　　　1　水分補給輸液製剤／2　電解質輸液製剤／3　血漿増量剤／4　浸透圧輸液製剤／5　栄養輸液製剤 　3.2　維持輸液と欠乏輸液 　3.3　脱水時の輸液製剤の使い分け	（Ⅰ）実務実習事前学習 （4）医薬品の管理と供給 《注射剤と輸液》 19）代表的な輸液と経管栄養剤の種類と適応を説明できる． 20）体内電解質の過不足を判断して補正できる．（技能）
第4章　栄養輸液製剤 　4.1　栄養輸液製剤とは 　4.2　糖質輸液製剤 　　　1　ブドウ糖輸液製剤／2　その他の糖質輸液製剤／3　投与速度 　4.3　アミノ酸輸液製剤 　　　1　高濃度アミノ酸製剤／2　病態別特殊アミノ酸製剤／3　投与速度／4　亜硫酸塩による配合変化 　4.4　脂肪乳剤製剤 　　　1　脂肪乳剤製剤の投与目的／2　脂肪乳剤製剤の種類と特徴／3　投与速度／4　使用上の注意	（Ⅰ）実務実習事前学習 （4）医薬品の管理と供給 《注射剤と輸液》 17）注射剤の代表的な配合変化を列挙し，その原因を説明できる． 18）代表的な配合変化を検出できる．（技能） 19）代表的な輸液と経管栄養の種類と適応を説明できる． （Ⅱ）病院実習 （1）病院調剤を実践する 35）代表的な注射剤処方せんについて，処方内容が適正であるか判断できる．（技能）

本書目次	SBO
4.5 末梢静脈栄養輸液製剤 4.6 高カロリー輸液製剤 　1　高カロリー輸液製剤の種類と特徴／2　メイラード反応／3　高カロリー輸液製剤とビタミンB_1／4　高カロリー輸液療法におけるその他の問題点 4.7 ビタミン製剤 　1　水溶性ビタミン／2　脂溶性ビタミン 4.8 微量元素製剤 　1　鉄／2　銅／3　亜鉛／4　マンガン／5　ヨウ素／6　セレン／7　クロム／8　モリブデン	
第5章 症　例 　1　脱水症／2　熱傷／3　腎不全／4　肝不全／5　糖尿病／6　がん化学療法時におけるハイドレーション／7　小児（下痢，嘔吐）／8　高齢者の多臓器不全	（Ⅰ）実務実習事前学習 （4）医薬品の管理と供給 《注射剤と輸液》 19）代表的な輸液と経管栄養剤の種類と適応を説明できる． 20）体内電解質の過不足を判断して補正できる．（技能）

略称一覧

略号	
AAA	芳香族アミノ酸 aromatic amino acid
ADH	抗利尿ホルモン antidiuretic hormone
ANP	心房性ナトリウム利尿ペプチド atrial natriuretic peptide
BCAA	分岐鎖アミノ酸 branched chain amino acid
BEE	基礎エネルギー消費量 basal energy expenditure
BUN	尿素窒素 blood urea nitrogen
EN	経腸栄養法 enteral nutrition
IVH	中心静脈栄養法 intravenous hyperalimentation
LBM	除脂肪体重 lean body mass
LDH	乳酸脱水素酵素 lactate dehydrogenase
NPC/N 比	非タンパクカロリー/窒素比 non-protein calorie/nitrogen ratio
ODA	客観的データ栄養評価 objective data assessment
PEM	タンパク質・エネルギー不足 protein energy malnutrition
PPN	末梢静脈栄養法 peripheral parenteral nutrition
PTH	副甲状腺ホルモン parathyroid hormone
REE	安静時エネルギー消費量 resting energy expenditure
SGA	主観的包括的栄養評価 subjective global assessment
TEE	総エネルギー消費量 total energy expenditure
TPN	中心静脈栄養法 total parenteral nutriton
WHO	世界保健機関 World Health Organization

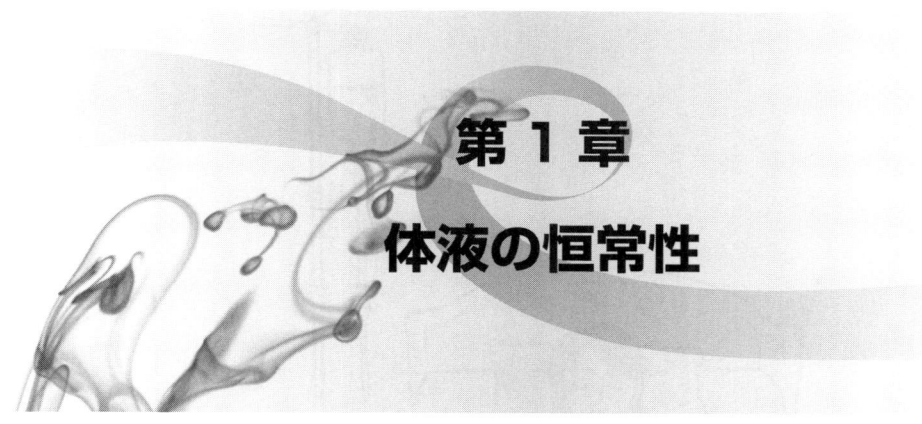

第1章
体液の恒常性

1.1 生体の内部環境

　われわれの体は細胞から構成されており，その細胞は周りの液（**細胞外液 extracellular fluid (ECF)**）の中で正常な機能を営み続けている．またわれわれは毎日たくさんの食べ物や飲み物を摂取しているが，この細胞外液の組成や濃度は常に一定に保たれている．このように外界から身を守る細胞外液の状態を内部環境という．生命活動を続けていけるようにこの内部環境を一定に保とうとすることを「体液の恒常性」，**ホメオスターシス homeostasis** という．内部環境を一定に保つためには，常に摂取した量や体内で産生した量と等しい量が排泄されなければならない．その役割を担っている臓器や組織として，腎臓，肺，消化管，皮膚が挙げられる．しかし精巧に制御されている細胞外液でも，疾病により環境が乱れると，細胞内の環境まで影響を及ぼし，と

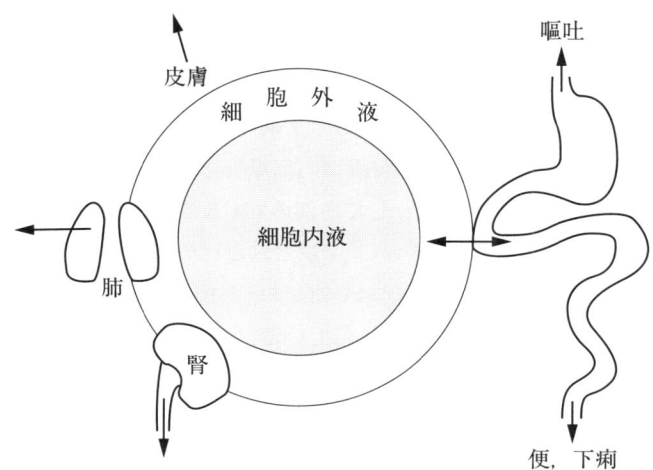

図 1.1　体液の喪失
（キンゼイ・スミス著，和田孝雄訳：絵でみる水・電解質 第2版，医学書院，p.2，2002 より一部改変）

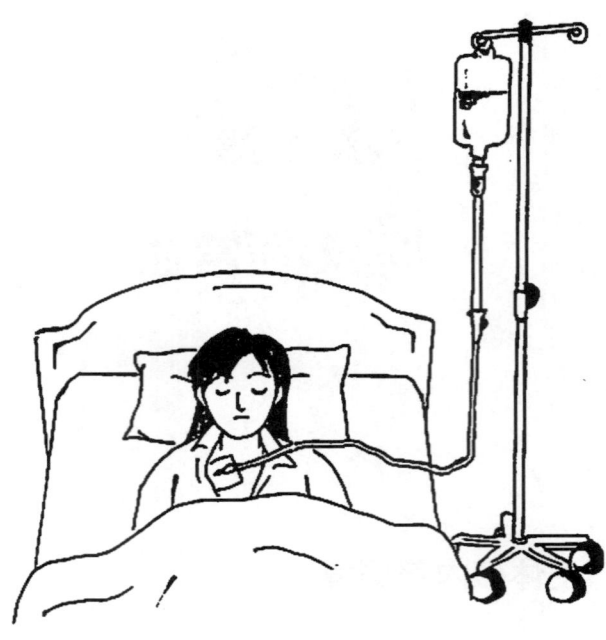

きには生命の危機にさらされることもある．

　大海原で生き続ける単細胞生物は，外界の一定の環境の中で生きていると考えられる．なぜならば，細胞の回りの浸透圧や溶質濃度がほとんど一定であり，細胞内から老廃物が排泄されても無限に希釈されてしまうし，大雨が降ってもほとんど希釈されないからである．しかし，きれいに澄んだ池の中で生活している単細胞生物は，厳しい環境にさらされている．なぜならば，もし大雨が降れば，溶質濃度は大きく薄まり，その結果，細胞が破裂してしまうかもしれないからである．水から離れて陸上で暮らすわれわれは，さらに厳しい環境にさらされているので，正常な生命活動を続けていくためには，外界の環境に合わせて常に変化できる環境を自分自身の中に持たなければ生きていけない．

　われわれの体液は細胞外液と**細胞内液 intracellular fluid（ICF）**に分けられる．外界から細胞外液へ通じる入り口として口と腸管がある．これに対して，出口に当たるものとして，汗として排泄を行う皮膚，呼気として排泄を行う肺，下痢や嘔吐により体液を喪失させる腸管，水分や老廃物の排泄を行う腎臓がある．特に腎臓は内部環境を一定に維持するために最も重要な臓器である（図1.1）．内部環境を知る手段として血液のpHと浸透圧は重要な情報となり，いずれの調節にも腎臓は重要な役割を果たしている．ではどれだけの水分や電解質を摂取した場合，腎臓は体液の恒常性が保つことができるかについては，表1.1に示す．この恒常性を保つには，循環動態・内分泌系・腎臓自体の調節系が関与している．なかでも，腎血行動態，**バソプレシン vasopressin**，**アルドステロン aldosterone**，**心房性ナトリウム利尿ペプチド atrial natriuretic peptide（ANP）**などのホルモンによる調節が重要である（図1.2）．

　一方，何らかの理由により体液の恒常性を維持できないときには，生命活動を続けるために，外部から水分や電解質を補給しなければならない．このために用いる製剤を**輸液製剤**（単に，**輸液**ともいう）という．なお，輸液製剤という場合には，糖質，アミノ酸，脂質などの栄養補給目

表 1.1　1 日の摂取許容量

水	0.5 ～ 30 L
Na^+	10 ～ 1000 mEq
K^+	20 ～ 500 mEq
H^+	0 ～ 500 mEq
Ca	0 ～ 30 g
P	0 ～ 30 g

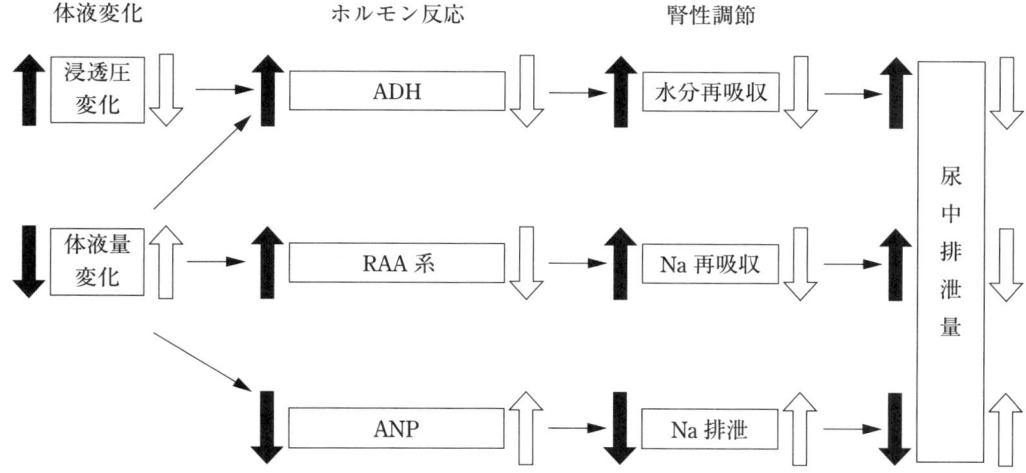

図 1.2　体液と内分泌系と尿量
ADH：抗利尿ホルモン，RAA 系：レニン-アンギオテン-シンアルドステロン系，ANP：Na 利尿ペプチド

的で投与する製剤も含めるが，おおよそ 100 mL 以上であり，静脈内投与で用いる製剤を指す．

1.2　腎臓と体液恒常性維持

1　腎臓の構造

　成人の腎臓は，両腎あわせて約 300 g のそら豆状である（図 1.3）．1 個の腎臓には約 100 万個の**ネフロン**が存在し，そこで尿が生成される．ネフロンは腎小体（マルピギー小体ともいう）と尿細管から形成され，腎小体は糸球体とそれを取り囲むボウマン囊（糸球体囊ともいう）からなる．糸球体には 1 本の輸入細動脈が入り，そこで約 50 本にも及ぶ毛細血管に分かれ，最終的には輸出細動脈として糸球体から出ていく．糸球体を通る血液成分のうちで，血球やタンパク質以外のごく小さな物質（分子量 7 万以下）だけが，水とともにろ過膜を通ってボウマン囊内へろ過

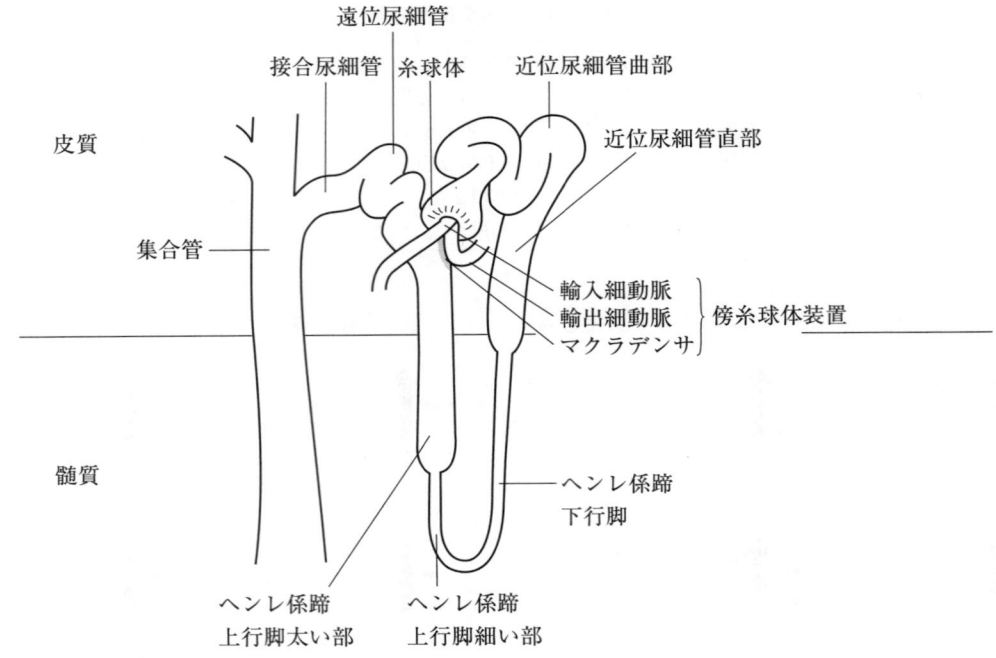

図 1.3 ネフロンの構造
(奥田俊洋：わかりやすい水・電解質と輸液，p.7，図2，中外医学社，2001 より一部改変)

される（原尿）．ボウマン嚢にろ過された原尿は，尿細管に送られ，ここを通過する間に尿となり腎盂に集められる．尿細管は，腎小体の尿細極から始まり，皮質内を走行し**近位尿細管**となる．次に髄質へまっすぐに下行して再びUターンして皮質内を上行する**ヘンレ係蹄** loop of Henle となり，さらに少し曲がりくねり腎小体の輸入細動脈の近くを通る**遠位尿細管**となる．これらの尿細管が幾本か集まって**集合管**を形成する．

2 腎臓からの尿排泄

腎臓は約 1,000 mL/分という大量の血液を供給されていて，これは心拍出量の約 20% にも相当する．血液の体液成分である血漿量は血液の約半分であり，腎血漿流量は約 500 mL/分で，そのうち約 20% が**糸球体ろ過**される（腎糸球体ろ過量：100 mL/分）．しかし，糸球体でろ過された血漿成分（原尿）の約 99% が再吸収を受け，実際に尿として排泄されるのは約 1 mL/分（1,440 mL/日）である．原尿は血漿をろ過しただけなので，タンパク質などの大分子を除いて血漿とほとんど同じ組成を示す．したがって，浸透圧も血漿とほぼ同様で，アミノ酸や糖など，生体にとって大事なものも大量に含まれている．それをそのまま尿に失ってしまうことにはならず，近位尿細管でアミノ酸や糖など生体にとって必要なものを特別な輸送機構を介して再吸収し，尿中に喪失しないようにしている．最終的に排泄される尿の中にはアミノ酸や糖は本来ほとんど含まれていない．ただし，アミノ酸や糖の血中濃度が，近位尿細管からの再吸収する能力を超えるほどに高くなった場合，これらの物質が尿中に出てくる．その例として，糖尿病で血糖値が高いとき

に尿糖となる．近位尿細管では，これらNa^+をはじめとする様々な溶質が再吸収されるときに浸透圧の関係で水も再吸収される．また，近位尿細管の機能には糸球体ろ過液中の低分子タンパク質を細胞内に取り込み再吸収するという働きもある．糸球体では，分子量が大きいアルブミンなどはろ過されないが，分子量1万以下のインスリンや$β_2$ミオグロブリンのような低分子タンパク質はろ液中に出てくる．しかしこれらは生体にとって大事なタンパク質源なので，腎は再吸収（食作用 phagocytosis）してアミノ酸に分解し，これを尿中に喪失しないようにしている．このようにして近位尿細管を通過する間にろ過された原尿の約65〜70％が等張性に再吸収を受ける（図1.4）．次に，腎皮質にある近位尿細管を過ぎて腎髄質にあるヘンレ係蹄に入ってくる．ヘンレ係蹄の下行脚では主に水が再吸収され，上行脚細い部ではNa^+が若干再吸収され，結果的に管腔内液の量はこの細いループを通る間に少し減る．ヘンレ係蹄の上行脚に入ってくる液はほぼ等張である（図1.4）．ヘンレ係蹄の上行脚太い部においては活発にエネルギーを使ってNa^+，Cl^-の再吸収が行われるが，その際に水の移動はない．この結果，尿細管内の液の浸透圧は徐々に低下するが水分量はほとんど変化しない．結局，ヘンレ係蹄を通過する間に約15％の液量の減少が起こる．

　遠位尿細管のはじめの部分はヘンレ係蹄上行脚太い部の延長とみてよく，その部分は比較的水に対して不透過で，管腔内から溶質が溶媒以上に抜き取られる結果，管内液の濃度はさらに低下する．糸球体でろ過された水の約5％がこの遠位尿細管で再吸収される．

　集合管には皮質部と髄質部があり，それらの部分を通り，ろ液は腎盂へ流れる．ここでのろ液の浸透圧と容積の変化はこの部分に作用するバソプレシン量に依存する．バソプレシンは下垂体後葉より放出される**抗利尿ホルモン antidiuretic hormone（ADH）**であり，主細胞質内にある水チャネルが管腔側細胞膜に挿入されるため，水に対する透過性が高くなり，管腔内液は皮質部では等張になる（図1.4）．ろ過された水の約10％がこのようにして再吸収される．等張の管内液は髄質の集合管に入り，ろ液のさらに約5％またはそれ以上が髄質の高張組織液に向かって再

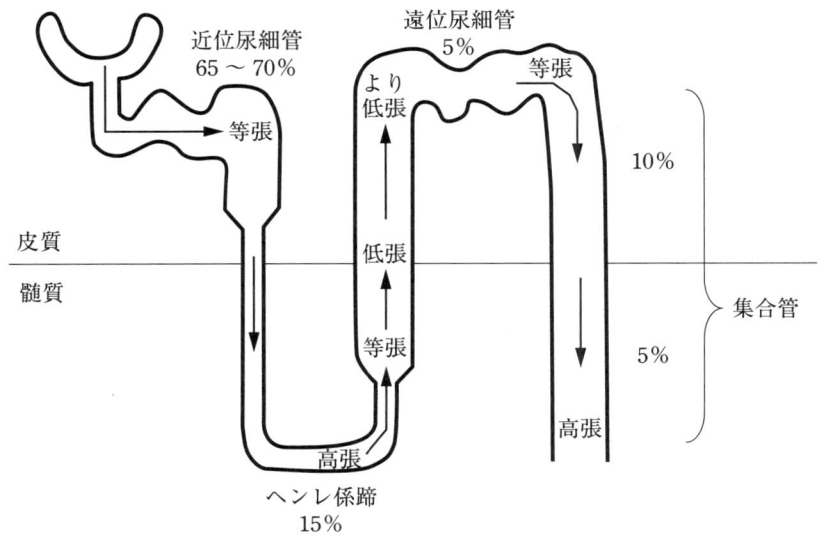

図 1.4　尿細管中の水の移動

吸収され，濃厚な尿を生成する．ヒトでは約 1,200 mOsm に達することもある（図 1.4）.

一方，バソプレシンが血中に存在しないとき，集合管の上皮細胞は水を比較的通さなくする．したがって管内液は低張のまま大量に腎盂へ流失する．ヒトの場合約 50 mOsm まで低下することもある．ネフロンの遠位部分が水を透過させないといっても絶対的なものではなく，バソプレシンのない場合でも集合管から能動輸送により除去される塩類に伴って，ろ過された水の約 2% がここで再吸収され，ろ過量の約 13% に達する水が排泄され，尿量は約 15 mL/分，またはそれ以上になることもある．

このように腎臓は，生体にとって必要十分なだけの成分を尿細管から再び血液中に戻して生体内の水分と電解質濃度を一定に保っている．しかし腎不全状態になると，老廃物が溜まり，尿毒症（**尿素窒素 blood urea nitrogen（BUN），クレアチニン creatinin（Cr）上昇**）となり，体液貯留で高血圧や浮腫が生じる，電解質バランスが崩れる，骨がもろくなる，貧血になるなどの症状が現れる．また腎臓は各種ホルモンが作用する標的臓器でもあり，腎機能が正常でも各種の内分泌異常などによりホルモン量に異常が生じると腎臓に作用して水・電解質のバランスに異常が出現し，体液の恒常性が崩れることがある．

参考文献

1) キンゼイ・スミス著，和田孝雄訳：絵でみる水・電解質 第 2 版，医学書院，2002
2) 岩瀬善彦編：やさしい生理学 改訂第 2 版，南江堂，1990
3) 奥田俊洋：わかりやすい腎臓の構造と機能，中外医学社，2006
4) 堺　章：新訂 目でみるからだのメカニズム，医学書院，2005
5) 岡田泰伸ら訳：医科生理学展望 原書 20 版，丸善，2002
6) 本郷利憲，廣重　力，豊田順一監修：標準生理学 第 6 版，医学書院，2005
7) 遠藤正之：よくわかる水電解質・輸液，中外医学社，2003
8) 深川雅史監修，柴垣有吾著：より理解を深める！ 体液電解質異常と輸液 改訂 2 版，中外医学社，2006
9) 河野克彬：輸液療法入門 改訂 2 版，金芳堂，1995
10) 丸山一男：周術期輸液の考え方 何を・どれだけ・どの早さで，南江堂，2006
11) 青木浩一郎ほか：生物物理化学の基礎，廣川書店，1974

演習問題

文の正誤について判別し，○×で答えよ．
1. 腎糸球体での血漿ろ過速度は約 100 mL/時間である．
2. 糸球体でろ過された直後の液（原尿）の浸透圧は血漿浸透圧に比べて高い．
3. 尿の浸透圧は約 50〜1,200 mOsm の範囲で変動することができる．
4. 血漿浸透圧が低下すると ADH の分泌が抑制され，尿量が減少する．
5. 循環血漿量が減少するとレニン-アンジオテンシン-アルドステロン系が働き，Na^+ の再吸収

が減少する．
6. 循環血漿量の増加により ANP 分泌が亢進し，尿中 Na$^+$ 排泄が低下する．

正解と解説

1. （×）　約 100 mL/分である．
2. （×）　糸球体でろ過された直後の液（原尿）の浸透圧は血漿浸透圧とほぼ等しい．
3. （○）
4. （×）　血漿浸透圧が正常値より 1～2％ 上昇すると，視床下部にある浸透圧受容体細胞がこれを感知し，ADH を分泌する．ADH は集合管に作用して，尿が濃縮され，尿量が低下して水の体外への喪失を最小に維持する機構が働く．したがって，血漿浸透圧が低下すると，ADH が抑制され，尿量が上昇する．図 1.2 を参照．
5. （×）　循環血漿量が減少するとレニン-アンギオテンシン-アルドステロン系が働き，Na$^+$ の再吸収が上昇し，尿量が減少する．
6. （×）　容量負荷による心房・心室の伸展刺激は ANP 分泌を亢進させ，腎臓の髄質集合管における Na$^+$ 分泌を介して，尿中 Na$^+$ 排泄を亢進させる．

第2章
輸液製剤の調製方法と輸液療法の必要な病態

2.1 輸液製剤の調製方法

　近年，リスクマネジメントの観点や外来化学療法加算を含む無菌製剤処理加算の算定等から，輸液製剤を薬剤師が取り扱うことが年々増加している．また平成14年厚生労働省科学研究費補助金医薬安全総合研究事業「院内感染の防止のための医療用具および院内環境の管理および運用に関する研究」[1] において，**高カロリー輸液療法**を行う際の原則として，「高カロリー輸液製剤への薬剤の混合は，可能な限り薬剤部で無菌環境下に行う」と記載され，その解説に「薬剤混合は薬剤部内において無菌的に行われるべきであり，すべての注射剤調剤の作業手順に関して薬剤師が監督指導を行うことが必要である．」と明記された．これを受け，平成20年に（社）日本病院薬剤師会より「**注射剤・抗がん薬無菌調製ガイドライン**」[2] が策定，発行された．本章では，注射剤の剤形，調製環境および使用器具，**無菌調製法**に分けて，専門用語の解説も含めて記述する．

1　注射剤の剤形

　注射剤の種類と特徴を主として容器の視点で説明する．成分や特徴に関しては他章を参照すること．また，開封等の注射無菌調製時の注意点は無菌調製法の項で述べる．

a）ボトル，バッグ

　容器は，**プラスチックソフトバッグ**，**プラスチックボトル**（硬質プラスチック製）および**ガラスボトル**に大別される（図2.1）．プラスチックソフトバッグは通気針（輸液製剤中の内気と外気と交換するために容器に刺す針）を刺す必要がないため，通気針による微生物汚染がなく，クローズドシステムと呼ばれ，近年はこの容器が主流となりつつある．ただし，バッグは自立しないので，薬剤の混入時にはバッグの首部分をしっかり固定して針を穿刺する．また，注入できる液量には制限があるため，どの程度の容量の液を注入できるかをあらかじめ調べておく必要がある．一方，プラスチックボトルは，硬質プラスチックが用いられ，自立性がある．ソフトバッグと異

10 第2章 輸液製剤の調製方法と輸液療法の必要な病態

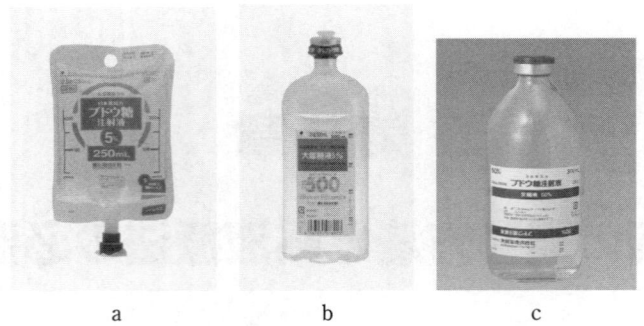

図2.1 輸液の容器による種類
a：プラスチックソフトバッグ，b：プラスチックボトル（硬質プラスチック製），c：ガラスボトル
(a, b 大塚製薬工場ホームページ，c 光製薬ホームページ)

なり，通気孔なしの輸液ルートでは通気針が必要となる．なお，ガラスボトルは，近年では少なくなってきており，プラスチックボトルと同様に通気孔なしの輸液ルートでは通気針が必要であり，通気針はボトルの口に刺す．薬剤師が注射剤調製を実施する場合，底を下にして操作するが，実際に患者に投与される際には，点滴棒等に吊り下げられ，逆向きになることを留意する．

その他，**ダブルバッグ方式**（図2.2）[3]や**トリプルバッグ方式**と呼ばれる形体の容器がある．混合すると安定性を欠く，あるいは経時的に変質する組合せの薬剤を，同一プラスチック容器に，**イージーピールシール**で隔壁を設けることによって別々に収納する製剤であり，使用時に隔壁を貫通することによりそれらを混合する．粉末状の薬剤とそれを溶解するための液剤の組合せや，糖を含む液剤とアミノ酸やビタミン類を含む液剤の組合せで使用される．注射針を用いた溶解，混合操作が不要であり，細菌汚染や**コアリング**（後述）を防止することが可能となる．

輸液を取り扱う際，同一成分であっても，容量や濃度が異なるものが多数存在することに注意が必要である．注射剤の計数調剤とともに，無菌調製時にも処方せんを十分確認することが重要である．

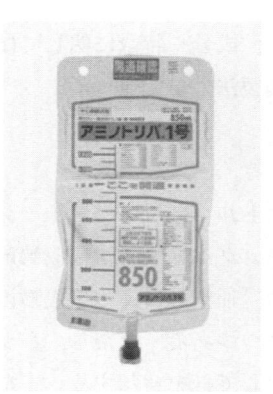 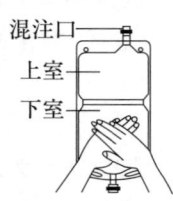 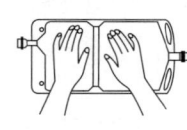

[開通] 混注口 上室 下室
下室を両手で押して隔壁を開通する．

[混合]
上室と下室を交互に押して，よく混合する．

図2.2 ダブルバッグ方式
(大塚製薬工場ホームページ)

【キャップとゴム栓】

調製時には，キャップをはずし，ゴム栓を通じて薬液を注入する．これらのキャップやゴム栓には多くの種類がある．キャップをはずした直後のゴム栓は無菌状態であり，この無菌状態を保つことが感染予防のために必須である．図2.3，2.4に，キャップとゴム栓の種類を示す．

ゴム栓には，針刺し位置が成型されている．これに，「INLET」，「OUTLET」，「AIR」などの表示がある場合は，「INLET」から他の薬剤の注入を行い，「OUTLET」に患者へ投与するルートを接合し，「AIR」には通気針を穿刺する．

b) バイアル

ガラス製の瓶にゴム栓をし，アルミニウムなどでキャップしたものを指す．液体または粉末・固形状の薬剤が，滅菌状態で封入されている（図2.5）.

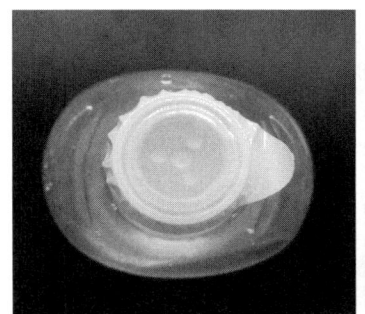 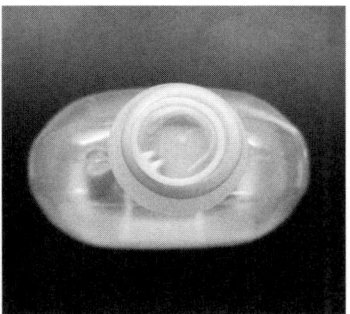 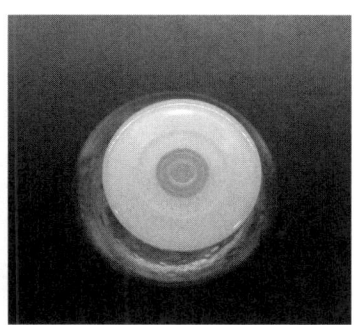

ピールオフ　　　　　　　　プルオフ　　　　　　　　フィリップオフ

図2.3　キャップの種類

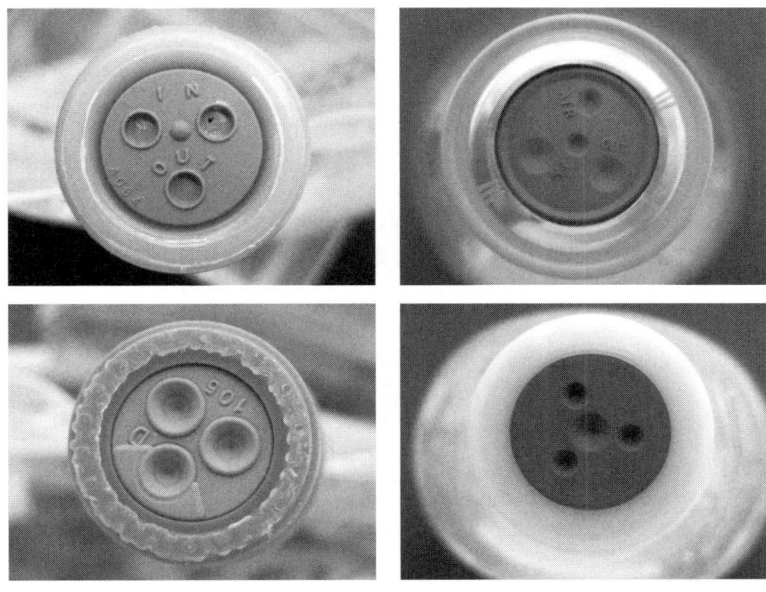

図2.4　ゴム栓の種類

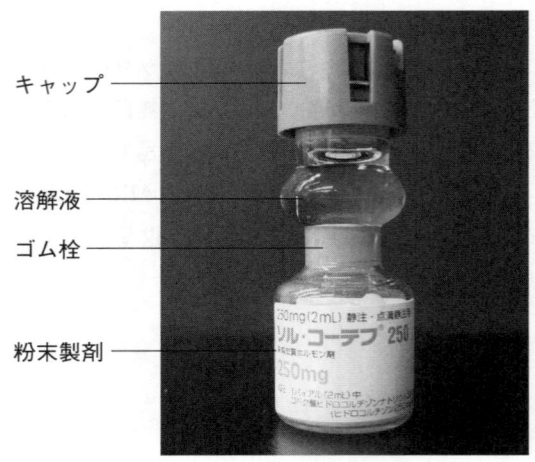
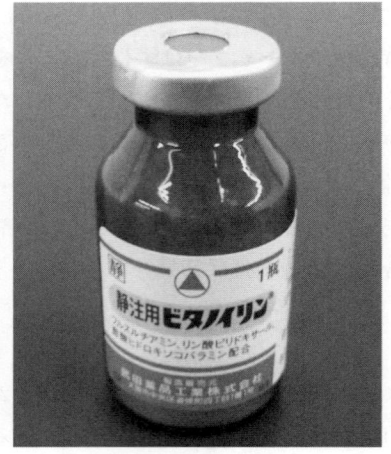

特殊な形のバイアル
① キャップを下に押す
② ゴム栓が落下し，溶解液も下に落ちる
③ 粉末製剤が溶ける

キャップを取った後のバイアル
キャップを取ってすぐのゴム栓は滅菌状態．ゴム栓に注射器付き注射針を刺して溶解したり薬液を吸引したりする

図2.5　バイアルの種類

c) アンプル

　ガラス製もしくはプラスチック製の容器に薬剤を入れ，先端を熔封したものを指す．液体または粉末・固形状の薬剤が，滅菌状態で封入されている（図2.6）．バイアルと異なり，一体成型してあり，ゴム栓・キャップは付属しない．また，開封の方法で，アンプルカット（ガラスに傷を付けるためのヤスリ）が必要なものと，アンプルカットが必要ない**イージーカット形式**のものがあり，最近のアンプルはイージーカット形式が主流となっている．

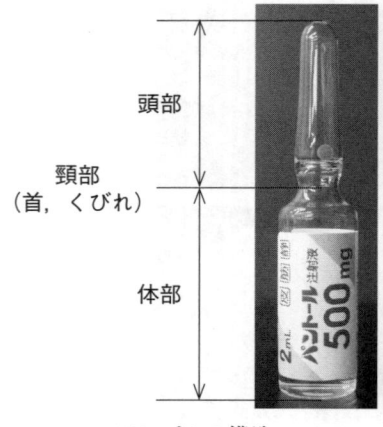
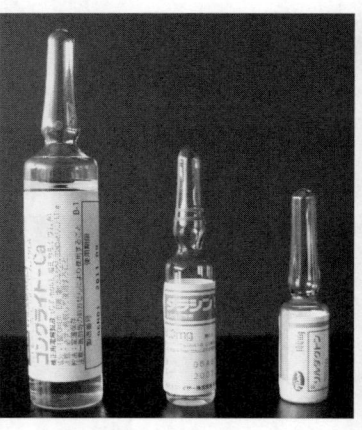
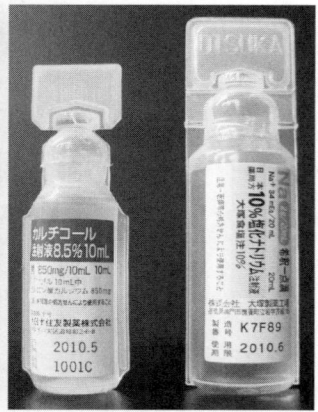

アンプルの構造　　　　ガラス製アンプル　　　　プラスチック製アンプル

図2.6　アンプルの種類

アンプルのサイズは 1 〜 30 mL まで様々であり，同一の薬物でも容量や濃度が異なるものが存在し，外観も類似している場合も多いため，十分な注意が必要である．

2 調製環境および使用器具

「注射剤・抗がん薬無菌調製ガイドライン」[2)]では，患者への投与形態に基づく汚染リスクによって無菌製剤を分類し，その分類に従って調製条件が異なる（表 2.1）．

表 2.1 投与リスクによる汚染リスクの分類

汚染リスク 1 すべてを満たす場合	1. 室温において保存され，調製後 28 時間以内（調製から投与までのタイムラグ 4 時間を含む）にすべて投与される． 2. 冷蔵庫に 7 日未満保存され，24 時間以内にすべて投与される． 3. 市販されている無菌の医薬品を，無菌バッグ内に滅菌された連結管等を用いて閉鎖系で注入し調製した製剤． 4. 0.2 μm に相当するフィルターを通して投与される TPN 製剤．
汚染リスク 2 いずれかに相当する場合	1. 冷蔵庫保存期間が 7 日を越える製剤，あるいは室温で保存され，調製後 28 時間を越えて投与される製剤． 2. 0.2 μm に相当するフィルターを通さず投与される TPN 製剤．
汚染リスク 3 いずれかに相当する場合	1. 非滅菌成分を含む製剤または，滅菌製剤であってもビーカー，メスフラスコなどの開放容器により混合された薬液を混合調製後に滅菌して投与する製剤． 2. 滅菌された薬液を無菌的に複数の単位に分注して多数の患者に投与する製剤．

((社) 日本病院薬剤師会監修：注射剤・抗がん薬無菌調製ガイドライン，薬事日報社，2008)

汚染リスクが高いほど，より厳重な調製方法が必要となる．本項では，一番汚染リスクの低い，「汚染リスク 1」に分類された調製の条件を表 2.2 に示す[2)]．ここでは，推奨ランクの「強く推奨する」または「一般的に推奨する」ものを抜粋した．

表 2.2 汚染リスク 1 の無菌製剤の調製のガイドライン（抜粋）

【設備および装置】
1. 注射剤の調製は他の業務から隔てられた区域で行う（無菌室でなくてもよい）．
2. 飛散した注射剤が細菌汚染の原因とならないように管理区域を定期的に清掃する．
3. 床面に輸液剤等が付着しないように定期的に清掃する．
4. 調製時に直接必要な物品のみを管理区域内に持ち込む．
5. 無菌製剤は，クラス 100 環境[注1]で調製する（クリーンベンチ[注2]）．
【服装】
1. 管理区域内では清潔な白衣を着用し，混合作業を行う場合は清潔な専用の長袖ガウンで，袖口が縮まる構造のものを使用する．
2. 頭髪を覆う帽子およびマスクを着用する．
3. 注射薬の調製前は手と腕を抗菌皮膚洗浄剤で洗浄し，パウダーフリーの使い捨て非滅菌手袋を着用する．
4. 非滅菌手袋の表面は，クリーンベンチの層流フード外での作業を行うたびに繰り返し消毒用エタノールにより消毒する．その際に手袋の破損をチェックし，破損があれば交換する．
5. 手袋をはずした時は手洗いをするか，アルコール含有の速乾性擦り込み式消毒薬により消毒する．
6. クリーンベンチでの調製に従事する職員は，粒子発生量の少ない，清潔な衣類カバー，ガウン等を着用する．
【調製】
1. 注射薬の調製時には会話を最低限に抑える．
2. 調製用の薬品および無菌空バッグ（使用する場合）の汚染，破損および使用期限をチェックする．
3. クリーンベンチの作業台への薬品搬入時には消毒用エタノールを噴霧する．外包装の汚染が激しい場合は，事前に管理区域外で剥がすか洗浄しておく．
4. 薬液混合時にフィルターを用いなくてもよい．
5. 高カロリー輸液，末梢用アミノ酸添加維持輸液への薬品混合は，クラス 100 環境の中で，無菌操作を用いて調製する方が良い．
6. 薬剤師は混合する成分の安定性，配合変化，患者への適合性を確認し，疑問がある場合は主治医に問い合わせる．
7. 使用する薬液はプレフィルドタイプ[注3]を用いた方が良い．
【最終製剤の評価】
1. 製剤が正確に配合された旨を専任の薬剤師が監査し，サインまたは印を押す．
2. 調製時に混合した薬剤の空容器および残量をチェックする．

注1) クラス 100 とは 1 立方フィート（0.0283 m^3）中に 0.5 μm およびそれ以上の大きさの空中浮遊物の数が 100 個を超えない濃度のこと
注2) クリーンベンチに関しては次項参照
注3) 薬液が注射筒に封入済みになっている製剤
((社)日本病院薬剤師会監修：注射剤・抗がん薬無菌調製ガイドライン，薬事日報社，2008)

a) クリーンベンチと安全キャビネット

無菌調製は**クリーンベンチ**もしくはクラスⅡ**安全キャビネット**を利用して行う[4]．構造を図 2.7 に示す．クリーンベンチでは，気流が内部から調製者に向けて流れ出る．一方，クラスⅡ安全キャビネットでは気流はキャビネット内を循環するので，調製者が気流に曝露することは少なく，薬剤が飛散する可能性も極めて低い．なお，安全キャビネットは，気流の方向により，クラスⅠ，Ⅱ，Ⅲに分類されており，無菌調製で通常使用されるものはクラスⅡである．どちらも，清潔であること，具体的には，クラス 100 を保つことが必要である．なお，クラス 100 とは，

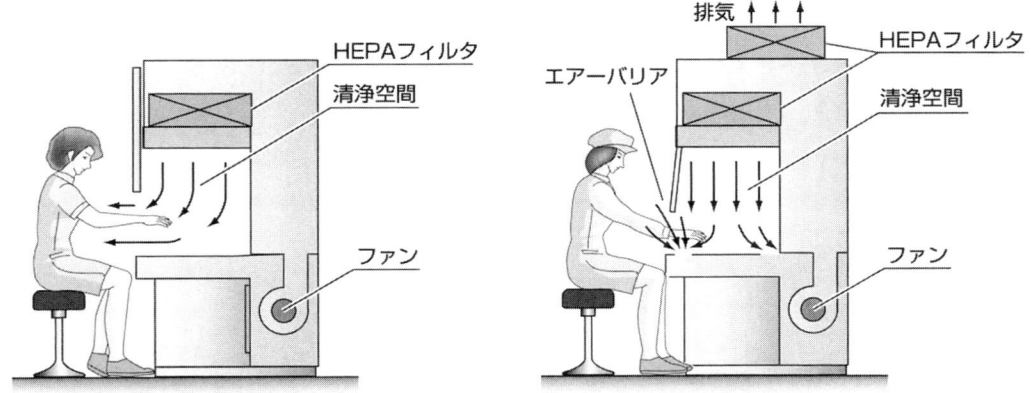

図2.7 クリーンベンチ（左）とクラスⅡ安全キャビネット（右）の構造
（平山武司，矢後和夫：一般注射剤の調剤，これからはじめる注射剤調剤，p.92，南江堂，2003）

清浄度を表す基準の1つであり，安全キャビネットの形式を示すクラスⅠ，Ⅱ，Ⅲとは別のものである（表2.2参照）．

b）服 装

調製時は，髪の毛等の無菌製剤への混入を防ぐため，キャップを着用し，呼気や髭等の混入の防止にマスクを装着する．また，衣類から発生する微粒子は汚染の原因となるため，粒子発生量の少ない清潔な衣類カバー，ガウン等を着用する（図2.8）．

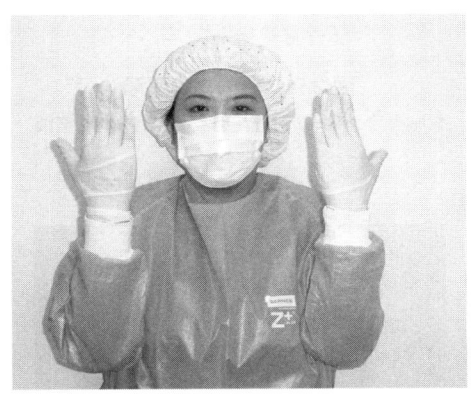

図2.8 無菌調製時服装の例　キャップ，マスク，防塵ガウンおよび手袋を装着

c）手洗い

調製前には，必ず適切な抗菌皮膚洗浄剤で手と腕（肘まで）を洗浄する．アルコール含有の速乾性擦り込み式消毒剤を用いてもよい．手洗いの手技を図2.9[5]に，アルコール含有の速乾性擦り込み式消毒剤の例を図2.10に示す．

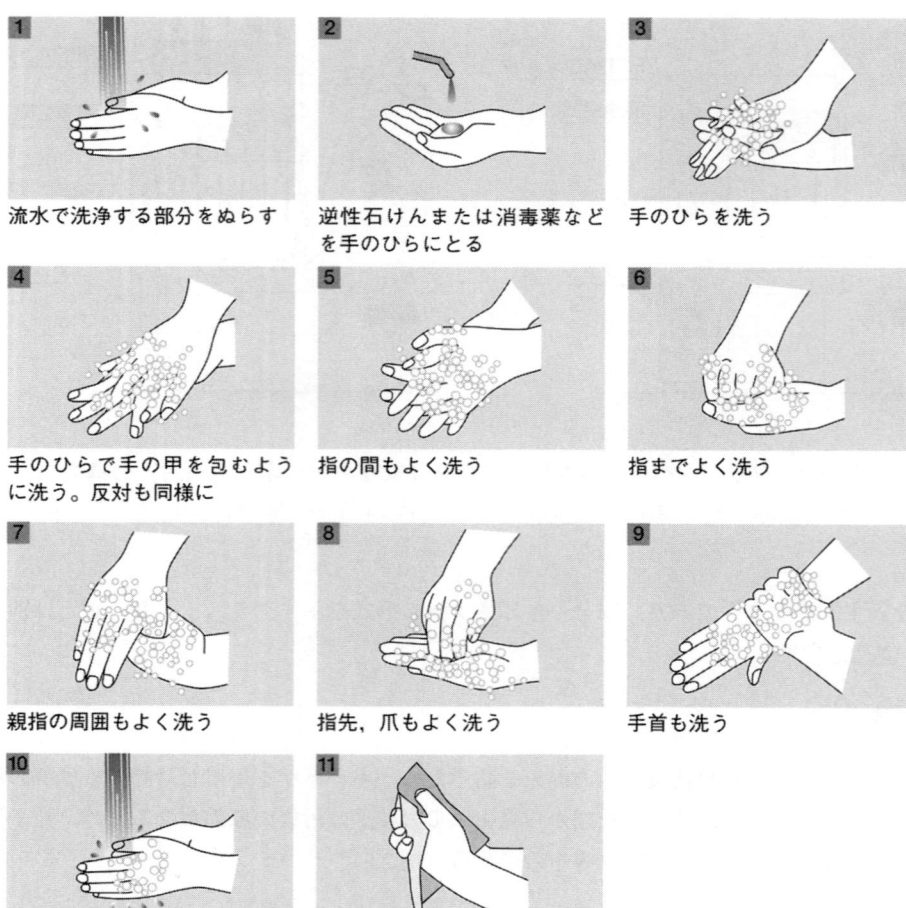

図 2.9　手洗いの手順
(伊賀立二監修：病院・薬局実務シリーズⅡ 注射薬調剤 基本と実践, p.111, じほう, 2008)

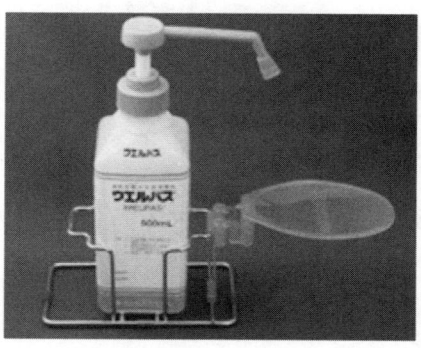

図 2.10　アルコール含有の速乾性擦り込み式消毒剤
(丸石製薬株式会社ホームページ)

d）手　袋

手洗い後は手袋を装着するが，「注射剤・抗がん薬無菌調製ガイドライン」[2]では，非滅菌の使い捨てタイプの手袋で良いとされている．装着しやすいようにパウダー付きとなっている手袋はHEPA（high efficacy particulate air filter）フィルターの寿命を低下させる可能性があるため，パウダーフリーのものを用いる．ただし，クリーンベンチやクラスⅡ安全キャビネット等の清浄空間に手を挿入する前には，手袋を装着した手をアルコールで消毒し，さらに清浄空間から手を出し入れするたびにアルコールで消毒する．手袋の材質は，アルコールに強いものが良く，ニトリルゴム製が推奨されている．

e）注射筒

アンプル，バイアルなどから薬液を吸引したり，ボトルやバッグに薬液を注入する場合に繁用されるのが注射筒（シリンジ）である．注射筒には，使い捨てのプラスチック製のものを使用する．注射筒の構造を図2.11に示す[6]．

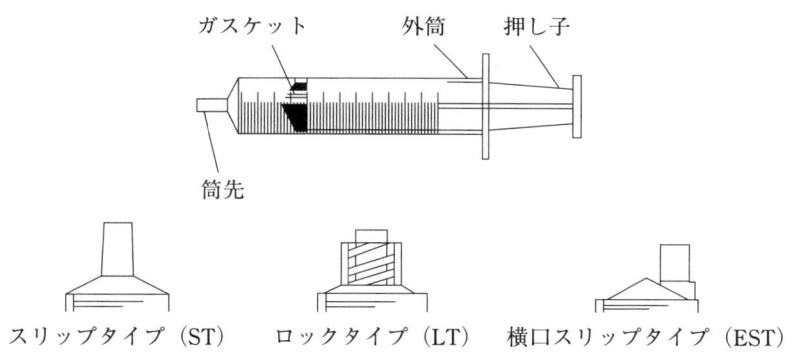

図2.11　注射筒の構造と筒先の種類
（テルモシリンジ添付文書，テルモ株式会社，2007年2月作成（新様式第1版））

注射筒の筒先の位置が外筒先端部の中心にあるものを中口（なかぐち）といい，端にあるものを横口と呼ぶ．容量が10～100 mLの注射筒では横口が標準的であり，0.5～5 mLのものでは中口が標準的である．筒先の形状には，スリップタイプ，ロックタイプ，横口スリップタイプの3種があるが，調製時にはスリップタイプ，ロックタイプの2種が汎用される．ロックタイプのものは，筒先がネジ型になっており，注射針を筒先のネジ部分にはめ固定するため，針の脱落が起こらない．

f）注射針

注射針とは，針もと（ハブ）と針管からなる注射器具である．注射筒に接続して，アンプル，バイアルなどからの薬液の吸引や，輸液製剤への注入時に使用する．注射針の各部の名称を図2.12に示す[7]．

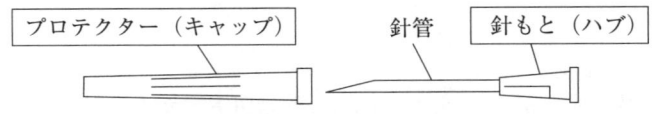

図 2.12　注射針の構造
(テルモ注射針添付文書，テルモ株式会社，2007 年 2 月作成（新様式第 1 版）を一部改変)

3　無菌調製法

　無菌調製は前項で述べたとおり，クリーンベンチあるいはクラスⅡ安全キャビネット内の清浄空間で行う．清浄空間に薬剤を入れるときには，塵埃をできるだけ取り，消毒用アルコールを噴霧して消毒してから搬入する．

a)　注射筒・注射針の準備

　注射筒は筒先側の滅菌を保つため押し子側から取り出す（図 2.13）．滅菌を保つため注射筒の筒先には触れないよう注意する．触れてしまった場合は廃棄し，必ず新しいものを使用する．薬液吸引量が最大目盛りの 80% を超えないような容量のものを選択する．

　無菌調製を行う場合，18 ～ 24G（ゲージ：針の太さを示す．数字が小さくなるほど太い）の太さの注射針を使用することが多いが，調製する薬剤に合わせて選択するとよい．不適切に太い針を使用するとコアリングの原因になるともいわれている．なお，コアリングとは，ボトルやバッグ，バイアルのゴム栓に注射針を穿刺したときに削り取られたゴムの微小片が薬液中に混入することをいう．コアリングは，針をひねりながら刺したり，複数回ゴム栓に穿刺を繰り返すことで起こりやすいといわれているので，ゴム栓に注射針を刺すときは，最低限の回数でゴム栓に垂直に穿刺するようにする．注射針は，滅菌の包装から取り出し，注射筒に装着する．装着時には，針管や針もと部分に触れないで，キャップ部分を持って装着する．キャップのはずし方は，キャップと注射筒の外側を持ち，針管・針もとに触れないよう注意することが望ましい（図 2.14）．なお，キャップが外れにくいときは，針もと部分を持って操作することもある[8]．いずれも針刺

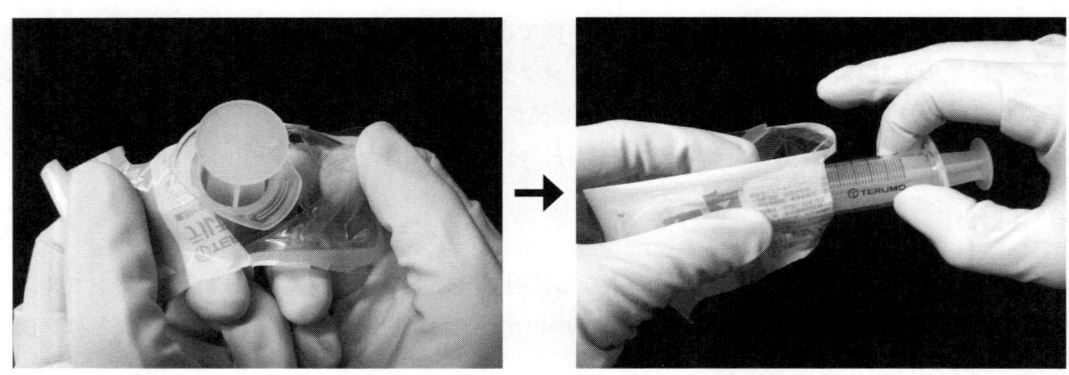

図 2.13　注射筒をピールカット（はがすタイプの開封方式）から取り出す方法

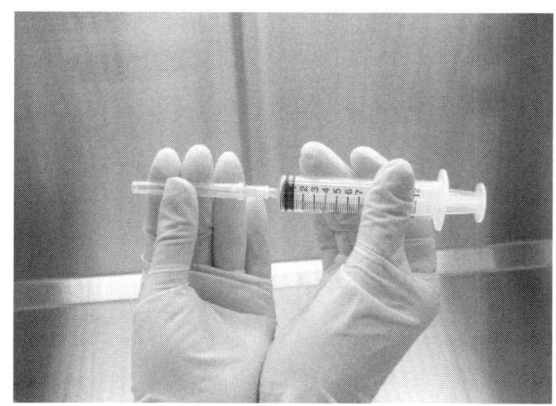

図 2.14 注射針からのキャップのはずし方

し事故には十分注意する．注射筒・注射針は，1件の処方に付き1セット使用することを原則とする．

b) バイアル・アンプルの取扱い

【バイアルの取扱い】

粉末・固形状の薬剤が封入されている場合は，溶解してから吸引する．溶解のための液剤については，専用のものが添付されている場合と添付されていない場合がある．なお，後者については，ボトルやバッグを利用することが多い．溶解に用いる液量には注意する．

バイアルからの薬液の吸引は，適量の空気を注射器でバイアル内に送り，バイアル内を陽圧にし，空気と薬液を交換するように行う．バイアル内が陽圧になっているとゴム栓と針の隙間から薬液が噴出することがあるので注意する（図 2.15）．

【アンプルの取扱い】

アンプルカットに際しては，① 汚染が発生しないこと，② 調製者の怪我がないように十分注意すること，③ ガラス片の発生を最小限に抑え，薬液中に混入しないことが重要となる．

まず，アンプルの頸部を消毒用アルコールで消毒する（図 2.16）．アンプルの上部に薬液が残らないよう，アンプルの上部を持ち，大きく円を描くようにして振る，上部を指ではじくなどの方法で薬液を体部に集める（図 2.17）．イージーカット形式の場合は，カットポイント●印を調製者から見える向きに置き，上部を向こう側へ弧を描くようにカットする（図 2.18）．アンプル上部をアルコール綿で覆い，少し引っ張りながらカットポイントの反対側に軽く折るようにしてもよい[5]．なお，ライン印の場合は，アンプルの向きにこだわらなくてよい．ヤスリを必要とする場合はヤスリを頸部全体にかけ，その後再度アルコール綿で消毒する．プラスチックアンプルは，頸部を消毒後，頭部をねじり切る．

ガラスアンプルは，頭部をカット後，しばらく静置して微小ガラス片等を底部に沈ませてから薬液を吸引する．吸引時には，小さい容量のアンプルは開口部を下向きに，大きな容量のアンプルでは薬液がこぼれない程度に下向きに傾け，アンプルの肩の部分から吸引する（図 2.19）．

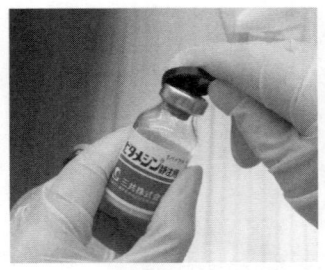
① バイアルのキャップをはずす

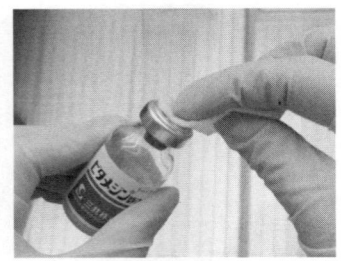
② ゴム栓部分をアルコール綿で消毒する

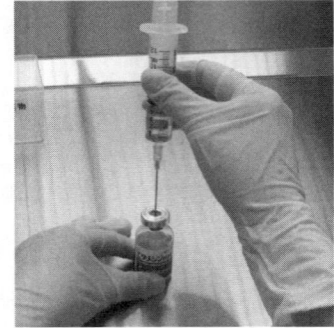
③ 注射針を穿刺するときはコアリングに注意し，ゴム栓中央に垂直に刺す

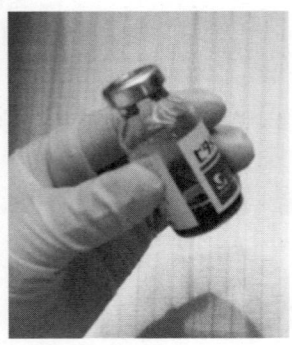
④ 軽く振り，完全に溶解したことを確認する

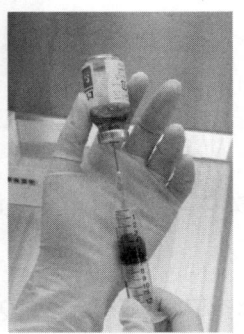
⑤ バイアルから薬液を吸引する

図 2.15 バイアルからの薬液の吸引

ガラス製アンプル

プラスチック製アンプル

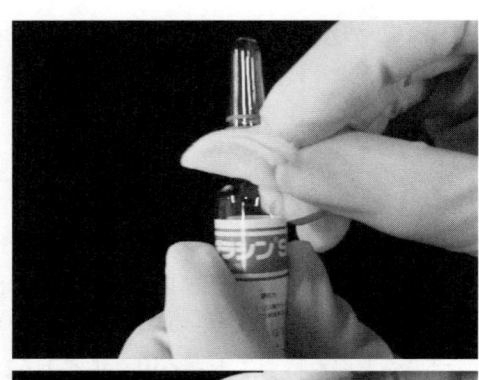

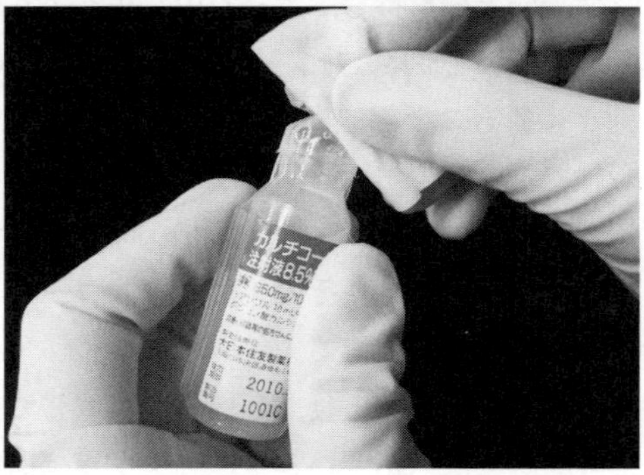

図 2.16 アンプルの消毒

2.1 輸液製剤の調製方法

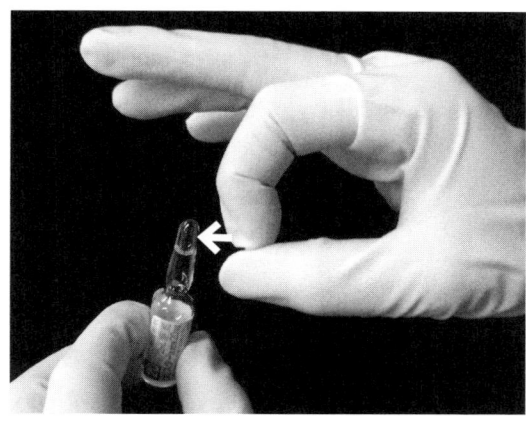

1) 頭部を指ではじく．

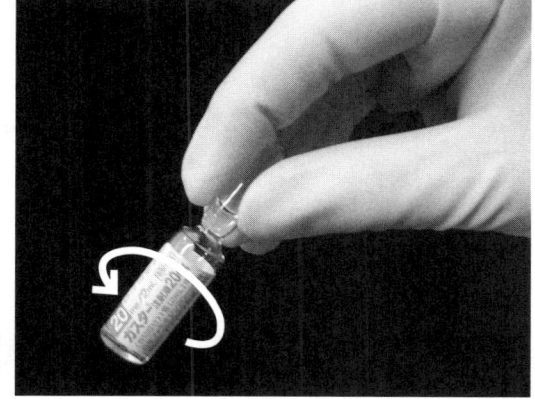

2) 頭部を持って回す．

図 2.17 アンプル内の薬液の体部への集め方

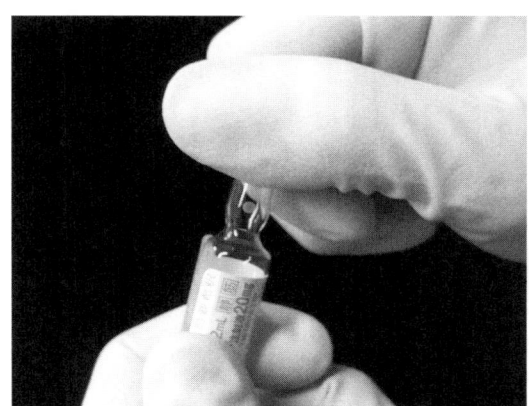

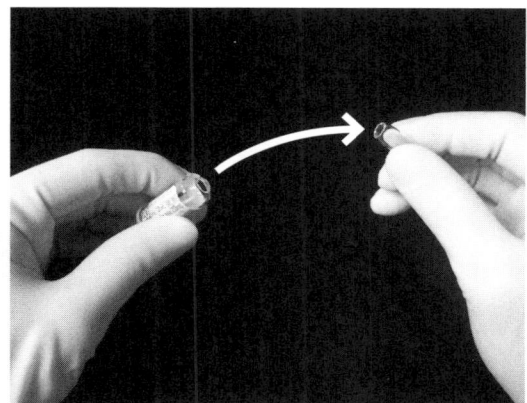

図 2.18 アンプルのカットの方法

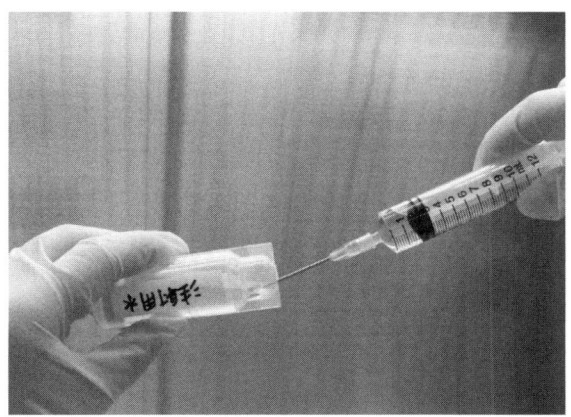

図 2.19 アンプルからの薬液の吸引

c) 薬液の注入

　バイアルやアンプル等から吸引した薬液は，注射筒内の空気を抜き，輸液に注入する．この空気抜きでは，注射針にキャップをして行うと針先からの薬液の飛散が防止できるが，キャップをする際には針刺しの危険があるため，十分な注意が必要である．空気を抜く際には，一度注射器の押し子を引いて，空気を吸引し，注射筒の内側に付着した気泡を軽く叩いて上部に空気を集めると薬剤の飛散を防止できる．

　ボトルやバッグはキャップをはずし，ゴム栓部分を消毒用アルコールで消毒する．コアリング防止のため，注入する薬液が入った注射器を注射針がゴム栓に垂直になるよう穿刺する（図2.20）．薬液が注入し終わったら，過度の陽圧にならないよう適宜空気を抜く．混合し終わったら輸液製剤は，ゴム栓部分をアルコールで消毒し，無菌シールあるいはキャップで覆う（図2.21）．混合後のゴム栓の消毒は，消毒用エタノールのほか，無菌調製が終了したことがわかるようにイソジン液を用いることもある．

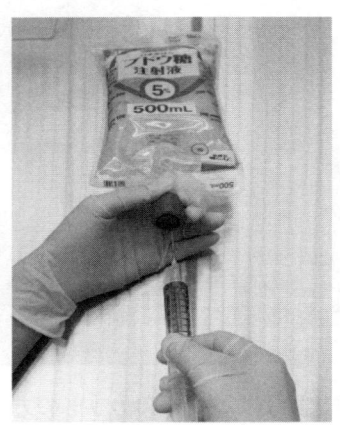

図2.20　輸液剤への薬液の注入

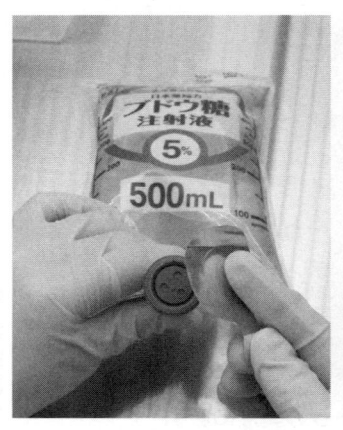 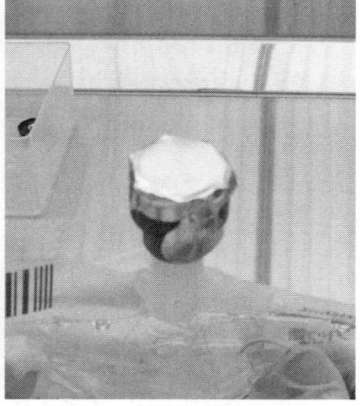

図2.21　輸液開口部への無菌シール貼付

調製が終了した後，適宜薬剤ラベルを貼付し，混合した薬剤の空のアンプルやバイアルを含め，最終鑑査を受け，病棟等に払い出される．

d）抗がん薬調製時の調製環境および使用器具

抗がん薬無菌調製時は，通常の無菌調製時に加えて，調製者を抗がん薬の被曝から守ることが重要なポイントである．抗がん薬無菌調製時の注意事項の中で，無菌調製時と異なる点を抜粋したものを表2.3に示す．

表2.3　抗がん薬無菌製剤の調製のガイドライン（抜粋）

【一般的注意事項】
1. 調製者は薬剤の特性，取扱いならびに調製に必要な情報およびレジメンについて熟知する．
2. 調製者に妊婦や授乳婦は避ける．
【設備および装置とその管理】
1. 抗がん薬の注射剤調製はクラスⅡの非循環式安全キャビネットを用いる．
2. 抗がん薬の調製に用いた安全キャビネットでは，他の薬剤の調製を行わない．
【服装】
1. 注射剤の調製作業を行う場合は清潔な専用の長袖ガウンで，袖口が縮まり，背開きで，抗がん薬の薬剤透過性が少ない，飛沫を防御できる使い捨てガウンおよび手袋を使用する．
2. 保護めがねを着用する．
3. 手袋は破損などをチェックして二重に装着する．
【無菌技術および抗がん薬調製技術】
1. 安全キャビネット内に滅菌した作業シートを敷く．
2. 注射器はルアーロックタイプを使用し，使用薬液量が目盛りの75％を超えないように選択する．
3. バイアルは調製時，内圧を上昇させないように注意する．また，溶解用の注射液を注入するためのピンホールはなるべく1つとする．
【抗がん薬の被曝や汚染時の処理】
1. 皮膚，手指などに付着した時は，ただちに流水で洗い流し，さらに石鹸で洗う．
2. 目に入った時は，ただちに水中に顔を付け，瞬きを繰り返す．あるいは流水で十分に（15分以上）洗い流す．原則として眼科を受診する．組織障害の強い薬剤には特に注意する．

（（社）日本病院薬剤師会監修：注射剤・抗がん薬無菌調製ガイドライン，薬事日報社，2008）

参考文献

1) 武澤純ら：平成11年度科学技術振興調整費緊急研究「院内感染の防止に関する緊急研究」分担研究「静脈点滴注射剤などの衛生管理に関する研究」班研究報告書「高カロリー輸液など静脈注射剤の衛生管理に関する指針」，科学技術庁，2000
2) （社）日本病院薬剤師会監修：注射剤・抗がん薬無菌調製ガイドライン，薬事日報社，2008
3) アミノトリパ1号，2号添付文書，大塚製薬工場株式会社，2008年6月（第6版）
4) 全田浩監修：これからはじめる注射剤調製，南江堂，2003
5) 伊賀立二監修：病院・薬局実務シリーズⅡ　注射薬調剤　基本と実践，じほう，2008
6) テルモシリンジ添付文書，テルモ株式会社，2007年2月作成（新様式第1版）
7) テルモ注射針添付文書，テルモ株式会社，2007年2月作成（新様式第1版）
8) 石塚睦子，黒坂知子著：注射の基本がよくわかる本，照林社，2006

2.2 水・電解質異常

1 体内水分の分布と組成

水は生命を維持するために必要不可欠な物質であり，健常成人男性では体重の約60％を占めている．また，体重に占める水分の割合は，年齢，性別，体脂肪量によって変化し，新生児では最も高く70～80％であり，高齢者では約50％と減少する．脂肪組織には水分量が少ないため，一般的に女性（成人女性では約50％）や肥満者では体重当たりの水分の割合が少ない．

a）体内水分の分布

体内の水分は，細胞膜を介して，**細胞内液**と**細胞外液**に大別される．さらに，細胞外液は毛細血管壁（毛細血管内皮）を介して，**血漿 plasma** と **組織間液 interstitial fluid（ISF）** に区別される（図2.22）．

細胞内液は体重の約40％，細胞外液は体重の約20％に相当する．また，細胞外液のうち，血漿が体重の約5％，組織間液（間質液）が約15％を占める．細胞外液にはリンパ液，脳脊髄液，関節内の滑液，眼球内の眼房水や水晶体液，内耳の内外リンパ液，胸膜腔内液，心膜腔液，腹腔

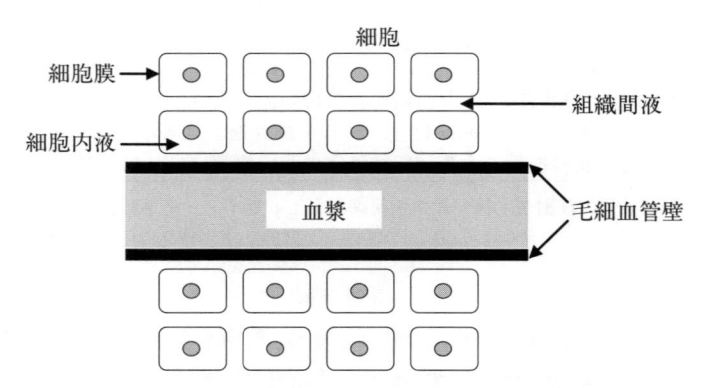

細胞膜：水は自由に通過，電解質の通過は制御
毛細血管壁：血漿タンパク質以外はほぼ自由に通過

成人（男性）の体内総水分量　体重の60％		
細胞内液　体重の40％	細胞外液　体重の20％	
	組織間液 体重の15％	血漿 体重の5％

図2.22　体内水分の分布

（島田慈彦ら：実践静脈栄養と経腸栄養　基礎編，p.11，エルゼビア・ジャパン，2003；日本静脈経腸栄養学会NSTプロジェクト実行委員会編集：やさしく学ぶための輸液・栄養の第一歩，p.17，キタ・メディア，2001）

液も含まれる．

b) 体内水分の電解質組成

　細胞膜は選択的透過性であり，水は自由に通過するが，電解質の通過は制御される．毛細血管壁は血清タンパク質以外はほぼ自由に通過する．細胞外液の主な陽イオンはNa^+であり，主な陰イオンはCl^-，HCO_3^-である．細胞内液の主な陽イオンはK^+，Mg^{2+}であり，主な陰イオンはHPO_4^{2-}である．タンパク質は負に荷電しており，陰イオンとして働く．イオンの濃度はmEq/Lで表され，細胞外液のNa^+濃度は140 mEq/L前後，K^+濃度は4 mEq/L前後にコントロールされている．血漿と組織間液の電解質組成はほぼ等しく，両者の主な相違点は血清タンパク質の差である（表2.4）．

表2.4　体内水分の電解質組成

mEq/L		細胞外液		細胞内液
		血漿	組織間液	
陽イオン	Na^+	142	144	15
	K^+	4	4	150
	Ca^{2+}	5	2.5	2
	Mg^{2+}	3	1.5	27
	計	154	152	194
陰イオン	Cl^-	103	114	1
	HCO_3^-	27	30	10
	HPO_4^{2-}	2	2	100
	SO_4^{2-}	1	1	20
	有機酸	5	5	−
	タンパク質	16	0	63
	計	154	152	194

（日本静脈経腸栄養学会NSTプロジェクト実行委員会編集：やさしく学ぶための輸液・栄養の第一歩，p.18，キタ・メディア，2001）

c) 電解質の計算

＜濃度を表す単位＞
- g/Lは，溶液1 L中に溶けている溶質の重量（g）を表す．
- ％は，溶液100 mL中に溶けている溶質の重量（g）を表す．
　生理食塩液は100 mL中に0.9 gのNaClを含む0.9％溶液である．
　5％ブドウ糖液は100 mL中にブドウ糖5 gを含む．
- mol/L（M）は，溶液1 L中に溶けている溶質のモル数を表す．
- 1モル＝6×10^{23}個であり，分子量は1モルの重量である．
- Eqは，equivalentの略で，当量を表す．
- mEqはEqの1/1000の単位である．mEqはメックともいう．

<イオン濃度 (mEq/L) の計算>
・体液や輸液中のイオンの量または濃度を表す単位として，mEq または mEq/L を用いる．
・1当量 (Eq) = 原子量 (g)/原子価
・1ミリ当量 (mEq) = 原子量 (mg)/原子価

   Na^+の 1 mEq = 23/1 = 23 mg   (Na^+の原子量 23，Na^+の原子価 1価)
   Ca^{2+}の 1 mEq = 40/2 = 20 mg   (Ca^{2+}の原子量 40，Ca^{2+}の原子価 2価)

・mEq/L = 重量 (mg)/分子量×原子価 = mM (mmol/L) ×原子価
・塩化ナトリウム 2 g 中の Na^+，Cl^-のミリ当量はいくらか？

   NaCl の分子量 58.5
   NaCl → Na^+ + Cl^-
   Na^+，Cl^-は1価のイオンであり，2000 (mg)/58.5 × 1 = 34.2 mEq
   よって，Na^+ 34.2 mEq，Cl^- 34.2 mEq となる．

・2% 塩化カルシウム液の Ca^{2+}，Cl^- の mEq/L はいくらか？

   $CaCl_2$ の分子量 111
   $CaCl_2$ → Ca^{2+} + $2Cl^-$
   2%$CaCl_2$ = 2 g/100 mL = 20000 mg/L
   Ca^{2+} = 20000/111 × 2 = 360 mEq/L
   $2Cl^-$ = 20000/111 × 1 × 2 = 180 × 2 mEq/L = 360 mEq/L（Cl^-は2個で 360 mEq/L）

【計算問題①】　生理食塩液の Na^+，Cl^- のイオン濃度は何 mEq/L か？

[解答]　Na^+の分子量 23，Cl^-の分子量 35.5，NaCl の分子量 58.5
  生理食塩液は，0.9%NaCl = 0.9 g/100 mL = 9 g/L = 9/58.5 mol/L
   = 0.154 mol/L = 154 mM
  NaCl → Na^+ + Cl^-
  154 mM → 154 mM + 154 mM
  Na^+ は，154 mM × 1 = 154 mEq/L
  Cl^- は，154 mM × 1 = 154 mEq/L

【計算問題②】　28 mg/dL 塩化カルシウム mg/dL 液の Ca^{2+} は何 mEq/L に相当するか？

[解答]　Ca^{2+}の分子量 40，Cl^-の分子量 35.5，$CaCl_2$ の分子量 111，Ca^{2+}の原子価（電荷数）2価
  $CaCl_2$ 28 mg/dL → Ca 10 mg/dL = 10 mg/100 mL = 100 mg/L
   = 100 mg/40（分子量）= 2.5 mmol/L (mM)
  Ca^{2+} は，2.5 mM × 2 = 5 mEq/L

> **【計算問題③】** 1 L 中に塩化ナトリウム 7 g と塩化カルシウム 2 g を含む輸液の各電解質の mEq/L を求めなさい.
>
> ［解答］・NaCl $\longrightarrow$ Na$^+$ + Cl$^-$
>
> NaCl のモル濃度 = 7000（mg/L）/58.5（分子量）= 200 mM（mmol/L）
>
> NaCl 由来の Na$^+$ および Cl$^-$ のミリ当量は，200 × 1 = 200 mEq/L
>
> ・CaCl$_2$ $\longrightarrow$ Ca^{2+} + 2Cl$^-$
>
> CaCl$_2$ のモル濃度 = 2000（mg/L）/111（分子量）= 18 mM
>
> CaCl$_2$ 由来の Ca^{2+} および 2Cl$^-$ のミリ当量は，18 × 2 = 36 mEq/L
>
> ・これらを合計すると，輸液中の各電解質のミリ当量は，
>
> Na$^+$ 200 mEq/L, Ca^{2+} 36 mEq/L, Cl$^-$ 200 + 36 = 236 mEq/L

2 体内水分の浸透圧

生体の各体液区分（血漿，組織間液，細胞内液）の浸透圧 osmolarity は，等しくなるように調節されており，280 ± 5 mOsm である．

a）浸透圧の概念

半透膜（水を通すが溶質は通さない膜）を隔てて濃度が高い液と低い液が存在する場合，水は濃度の高い液のほうへ移動し，液の濃度を薄めようとする力が働く．この力を**浸透圧**という（図2.23）．浸透圧は，水 1 kg（または 1 L）中に存在する分子やイオンの粒子のモル数を意味する．イオン化した電解質は陽イオンも陰イオンもそれぞれ一つの粒子として数えられるが，電離しない物質（ブドウ糖など）はこれ自体で一つの粒子として数えられる．

b）晶質浸透圧と膠質浸透圧

体液に関連する浸透圧は，電解質，アミノ酸のような低分子物質によって生じる**晶質浸透圧**と，

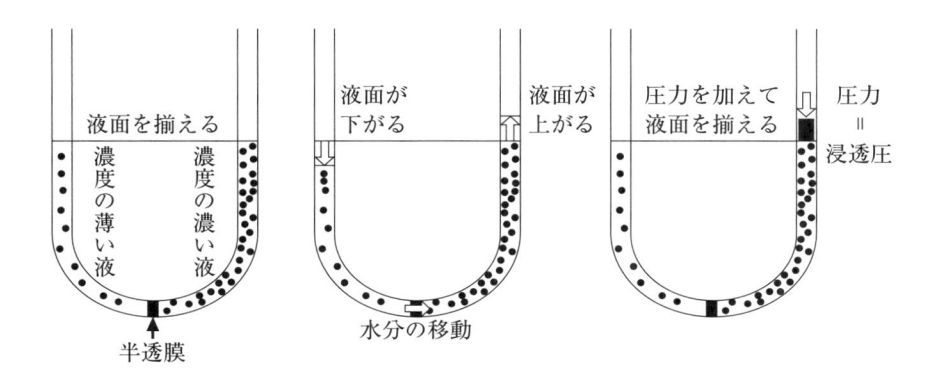

図 2.23 浸透圧の概念

（日本静脈経腸栄養学会 NST プロジェクト実行委員会編集：やさしく学ぶための輸液・栄養の第一歩, p.11, キタ・メディア, 2001）

アルブミンなどの高分子物質によって生じる**膠質浸透圧**とがあり，それぞれ，細胞内外，血管内外の水の動きと密接に関連している．細胞膜では水を自由に通過させるが電解質などの低分子物質を通さないため，細胞膜を介する細胞内液と細胞外液には晶質浸透圧が生じる．細胞内液と細胞外液では電解質組成は異なるが，浸透圧はほぼ等しい（表2.4）．細胞外液の晶質浸透圧が上がれば細胞内から外へ，下がれば細胞外液から内へと水の移動が起こる．一方，毛細血管壁は細胞膜よりも細孔の大きさは粗く，水以外にも電解質のような低分子物質も通過させることができる．しかし，血漿中には毛細血管壁を透過できない血清タンパク質が存在するため，膠質浸透圧が生じる．これにより組織間液から血管内に水分が引き込まれ，循環血液量が維持されている．血清タンパク質は浮腫（組織間液の増加）防止の役割も果たしている．

c）等張・低張・高張

体液と同じ浸透圧の場合を**等張**，アイソトニック isotonic といい，それより高い浸透圧の場合を**高張** hypertonic，低い場合を**低張** hypotonic という．等張な輸液には，**生理食塩液**，**乳酸リンゲル液**などがある．これらを投与した場合，浸透圧が体液と等しいので，細胞内への水の移動は起こらない．低張な液に注射用水（蒸留水）がある．これを大量投与した場合は浸透圧がゼロなので，細胞内へと水が流入する．その結果，赤血球内に水が流入し，溶血（赤血球の膜が破壊）が起こる．高張な液には，10％食塩液，20％ブドウ糖液などがある．これを投与した場合，浸透圧が体液より高いので，細胞内から細胞外に水が流出する．赤血球内から水が流出し赤血球は萎縮する．

d）浸透圧の計算

・1 Osm　：1モルの粒子が1L（または1kg）の水に溶解している溶液のオスモル濃度
・1 mOsm：1ミリモルの粒子が1L（または1kg）の水に溶解している溶液のオスモル濃度
・電解質の場合
　　　1価のイオン：　1 mEq/L　⟶　1 Osm
　　　2価のイオン：　1 mEq/L　⟶　1/2 Osm
・非電解質の場合
　　　1L中の溶質量（g）/溶質の分子量×1000　⟶　mOsm

＜電解質と非電解質では計算法が異なる＞
① 電解質の場合：塩化ナトリウム，塩化カルシウム，硫酸マグネシウムなど
　・浸透圧を表す単位：各イオン粒子のモル数の総和，浸透圧はモル数より大きい．
　・$CaCl_2$ の 1 mM 液の場合，$CaCl_2 \longrightarrow Ca^{2+} + 2Cl^-$ と解離するので，各イオンのモル濃度の総和は 3 mM となる．浸透圧は 3 mOsm となる．
　・mEq/L の場合は電価数をかけるが，mOsm では電価数にかかわりなく粒子数（分子数）である．
② 非電解質の場合：ブドウ糖，尿素，脂質，デキストランなど
　・浸透圧を表す単位：1 mM = 1 mOsm で，浸透圧はモル濃度に等しい．

<血漿の浸透圧の理論式>

　血漿の浸透圧の正常値は 285 ± 5 mOsm である．一般に，輸液製剤は血漿の浸透圧とほぼ同じ浸透圧になるよう調製されている．血漿の浸透圧は，組織間液浸透圧と同じという前提に基づいており，ほぼ Na^+ イオンとブドウ糖（グルコース）で決まる．血漿の浸透圧は，以下の式で近似されるが，これはブドウ糖の分子量が 180，尿素が窒素 2 分子を含み分子量の合計が 28 であることに基づき，1 L 当たりの総分子数を計算する方法である．

浸透圧（mOsm/L）＝ 2 × Na^+(mEq/L) ＋ ブドウ糖濃度（mg/dL）/18 ＋ 尿素窒素濃度（mg/dL）/2.8

【計算問題 ④】　生理食塩液の浸透圧はどれだけか？

［解答］　NaCl の分子量：58.5

　　　　生理食塩液 ⟶ 0.9 g/100 mL ＝ 9 g/L ＝ 9/58.5（M）＝ 154 mM

　　　　NaCl ⟶ Na^+ ＋ Cl^-

　　　　154 mM ⟶ 154 mM ＋ 154 mM

　　　　浸透圧は溶液に含まれる粒子の数に比例する．

　　　　Na^+ は 154 mM なので 154 mOsm，Cl^- も同様 154 mOsm となる．

　　　　生理食塩液の浸透圧は，合計した　154 ＋ 154 ＝ 308 mOsm

【計算問題 ⑤】　塩化カルシウム 20 g を水に溶解して 1 L 液を調製した場合の浸透圧は？

［解答］　$CaCl_2$ の分子量：111

　　　　溶液 1 L 中に溶けている $CaCl_2$ のモル数 20/111 ＝ 0.180 mol/L（M）＝ 180 mM

　　　　$CaCl_2$ ⟶ Ca^{2+} ＋ $2Cl^-$

　　　　180 mM ⟶ 180 mM ＋ 2 × 180 mM

　　　　Ca^{2+} は 180 mOsm，Cl^- は 180 mOsm × 2 ＝ 360 mOsm

　　　　この溶液の浸透圧は，合計した 180 ＋ 360 ＝ 540 mOsm

【計算問題 ⑥】　10％ ブドウ糖液の浸透圧を求めよ．体液との浸透圧比はどれだけか？

［解答］　ブドウ糖（$C_6H_{12}O_6$）の分子量 180

　　　　10％ ブドウ糖液は，10 g/100 mL ＝ 100000 mg/L

　　　　　　　　　　　　　　　　＝ 100000 mg/180（分子量）＝ 556 mmol/L（mM）

　　　　10％ ブドウ糖液浸透圧は，溶液に含まれる粒子の数に比例するので，556 mOsm

　　　　体液の浸透圧は 285 mOsm なので，浸透圧比は 556/285 ＝ 2.0*

　　　　＊　一般的に，末梢静脈から投与可能な輸液の浸透圧は，700～1000 mOsm 程度までとされている．これは体液の 2.5～3 倍の浸透圧に相当する．

> **【計算問題⑦】** 血清 Na^+ 濃度 138 mEq/L，血清中ブドウ糖濃度 90 mg/dL，尿素窒素濃度 14 mg/dL 時の血漿の浸透圧は？
> [解答] 浸透圧（mOsm/L）＝ 2 × Na^+（mEq/L）＋ブドウ糖濃度（mg/dL）/18 ＋ 尿素窒素濃度（mg/dL）/2.8 より，
> 2 × 138 ＋ 90/18 ＋ 14/2.8 ＝ 286 mOsm となる．

3 水・電解質の調節機構

消化管から吸収または血管内に投与された水・電解質は，発汗，呼吸，尿や便から排泄されて，1日の水バランスが保たれている．腎臓は体内の水・電解質の恒常性を維持する最も重要な臓器である．

a）体内水分の調節

体内の水分量は，インとして経口摂取量（飲水量＋固形食由来）＋**代謝水**，アウトとして，尿量＋**不感蒸泄**（＋異常排泄）があり，通常，イン＝アウトで1日の水分バランスが保たれている．

代謝水は，食事中の炭水化物や脂質が体内で代謝（燃焼）されて生ずる水分であり，1日当たり通常，[5 ×体重（kg）] mL と推定され，成人 60 kg の場合，5 × 60 kg ＝ 300 mL となる．不感蒸泄は，呼気からの排出と皮膚表面からの蒸発であり，[15 ×体重（kg）] mL と推定され，成人 60 kg の場合，15 × 60 kg ＝ 900 mL となる．発汗は，下痢，嘔吐などと同様，異常排泄とみなされている．

臨床現場では，1日に必要な水分摂取量＝1日尿量＋不感蒸泄量－代謝水　の式から計算して輸液投与量などを決めている．例えば，成人 60 kg の場合，1日尿量を 1600 mL とすると，1日に必要な水分摂取量は，（1日尿量＋不感蒸泄量－代謝水）＝ 1600 ＋ 900 － 300 ＝ 2200 mL となる．

b）体内水分の電解質調節

細胞外液の陽イオンの合計は，約 154 mEq/L（表 2.4）であり，生理食塩液に含まれる Na^+ 濃度と近似する．例えば，154 mEq/L から Na^+ の 142 mEq/L と K^+ の 4 mEq/L を引くと，残りの 8 mEq/L は Ca^{2+} と Mg^{2+} となり，陽イオンの合計が 154 mEq/L になる．

組織間液と循環血漿の間では，Na^+ の行き来は自由であるが，細胞内液には入れない．これは細胞膜上にある**ナトリウム-カリウムポンプ（Na^+-K^+ ATPase）**により，細胞内に侵入した Na^+ が細胞外へ汲み出され，代わりに細胞内へ K^+ を取り入れているためである．細胞膜では，Na^+-K^+-ATPase という酵素が存在し，エネルギー（ATP）を使う酵素反応によって，血清中の Na^+ 濃度が 142 mEq/L 程度に保たれている．また，K^+ のほとんどは細胞内液にあり，細胞外液には 40 mEq しか存在しない（体重 50 kg の成人男性の細胞外液量は体重の 20% の 10 L であり，K^+ はこの細胞外液中に 4 mEq/L しか存在しないため，細胞外液全体の総 K^+ 量は 40 mEq となる）．

ほとんどのK⁺は，ナトリウム-カリウムポンプによって細胞内に取り込まれるか，もしくは腎臓から排泄されるため，細胞外液中のK⁺濃度は4 mEq/Lを大きく超えない[3]．

c) 体内水分の浸透圧調節

毛細血管壁を介する水の移動に関与している因子は，静水圧（毛細血管を押す力）と膠質浸透圧（主体はアルブミン）が主なものである（図2.24）．静水圧は，血液が毛細血管を流れることにより生ずる圧で，毛細血管より間質へ体液を押し出す力である（つまり，水を血管外に押し出す力として働いている）．動脈側の静水圧は45 mmHgであり，静脈側の静水圧は15 mmHgである．膠質浸透圧は，25 mmHgで一定であり，体液を毛細血管に留めておこうとする力である（これは逆に血管内に水を引き込む力として作用する）．組織圧は，組織間質液の圧であり（5 mmHg），間質液を血管側へ送り込もうとする力である．正常時には動脈側から出ていった水が，静脈内に還ってきて体液のバランスが保持される．

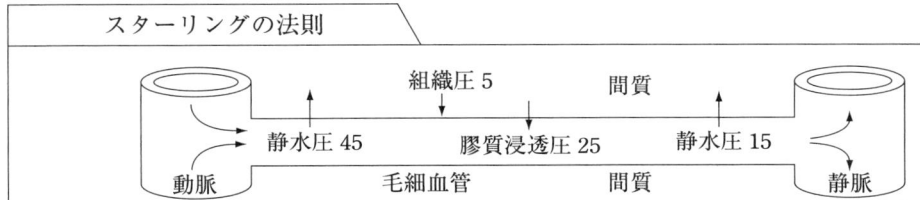

スターリングの法則

■静水圧：血液が毛細血管を流れることにより生じる圧．これは毛細血管より間質へ体液を押し出す力である．動脈の静水圧は45 mmHgであり，静脈の静水圧は15 mmHgである．
■毛細血管内の血漿膠質浸透圧：主体はアルブミンで，25 mmHgで一定であり，体液を毛細血管に留めておこうとする力である．
■組織圧：組織間質液の圧で，間質液を血管側へ送り込もうとする力である．
　毛細血管内の圧を間質液側に移動しようとする圧を＋，間質液側の圧を毛細血管側に移動しようとする圧を－とすると，

	動脈側	静脈側
静水圧	＋45	＋15
膠質圧	－25	－25
組織圧	－5	－5
合　計	＋15 mmHg	－15 mmHg

動脈側で間質液中に漏れた体液は，静脈側で血管内に戻る．このようにして，局所のバランスが保たれている．

（間質液＝組織間液）

図2.24 毛細血管壁を介する水の移動
（島田慈彦ら：実践静脈栄養と経腸栄養 基礎編，p.189, エルゼビア・ジャパン，2003）

4 水・電解質異常

水・電解質異常とは，生体内における水・電解質の恒常性が破綻した状態である．

a) 体内水分の異常

a)-1 脱　水

　脱水は，**高張性脱水 dehydration**，**等張性脱水 volume depletion**，**低張性脱水 hypotonic dehydration** に大別できる．高張性脱水は水欠乏性脱水であり，主として体液の中から水が失われている状態（水の摂取不足あるいは摂取不能状態）で，尿崩症患者，口渇中枢が障害されている患者，高熱患者などでみられる．意識障害などが起こり，時として致死性である．等張性脱水は混合型脱水，細胞外液欠乏型脱水であり，水と塩類が細胞外液と同じ比率で失われる場合で，大量出血，嘔吐・下痢などによる消化液の喪失などにより生じる．高齢者で認める脱水は等張性であることが多い．低張性脱水は，ナトリウム欠乏型脱水であり，ループ利尿薬の連用，節水制限なしの食塩制限など医原性の場合が多い．ナトリウムが水よりも多く失われ，細胞外液の浸透圧は減少する．細胞内に水が移行し，細胞外液量はさらに減少するため，末梢循環不全（頻脈血圧低下，顔面蒼白，四肢冷感），頭痛，意識障害を起こしやすい．

a)-2 浮　腫

　低タンパク血症（低アルブミン血症）に伴う**浮腫**は，膠質浸透圧が低くなるために静脈側の静水圧との差が小さくなり，組織間から水分を引き戻せないことより生じたものである（図2.24）．心不全の浮腫は，心拍出量が保てないなどの原因により，静脈側の血液が処理できず，動脈サイ

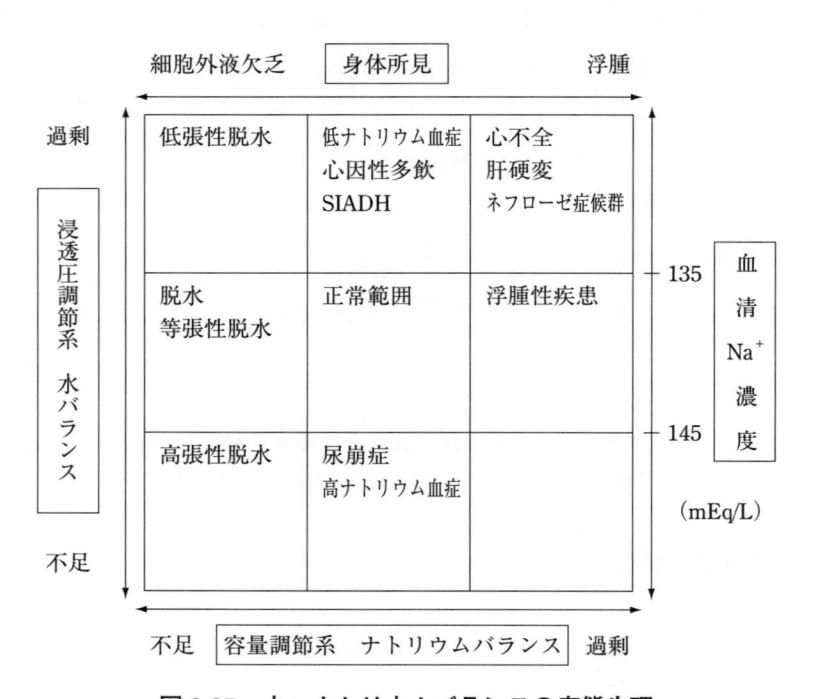

図 2.25　水・ナトリウムバランスの病態生理

（藤田芳郎ら：日常診療・当直で遭遇する水・電解質異常患者への対応（座談会），今月の主題：日常診療・当直のための酸塩基平衡，水・電解質，輸液，Medicina, 44, 3, p.562-574, 2007 より引用（一部改変））

表 2.5 主な電解質異常の症状と原因

病態	身体所見	自覚症状	原因（疾患など）	主な原因薬剤
高ナトリウム血症	意識レベル低下，脱水，傾眠，痙攣	口渇，脱力感，乏尿 or 多尿	大量発汗，尿崩症，口渇，中枢障害	浸透圧利尿，リチウム
低ナトリウム血症	意識レベル低下，見当識障害，腱反射亢進，傾眠，痙攣，昏睡	悪心，倦怠感，頭痛，記銘力低下	SIADH，浮腫，副腎不全，甲状腺機能低下，心因性多飲	カルバマゼピン，クロルプロパミド，シクロホスファミド，サイアザイド系利尿薬
高カリウム血症	心電図異常，不整脈	脱力，口唇のしびれ，不整脈	腎不全，アシドーシス，アルドステロン欠乏，インスリン欠乏	アンギオテンシン変換酵素阻害薬，アンギオテンシン受容体拮抗薬，β遮断薬，スピロノラクトン，NASIDs，K製剤，ヘパリン，シクロスポリン
低カリウム血症	筋力低下，不整脈	倦怠感，脱力感，四肢麻痺，口渇，多尿，不整脈，ジギタリス中毒症状	K摂取不足，嘔吐，下痢，アルカローシス，Mg欠乏，腎尿細管性アシドーシス，原発性アルドステロン症，腎血管性高血圧	サイアザイド系利尿薬，ループ利尿薬，甘草，緩下剤，ステロイド薬，インスリン，β刺激薬
高カルシウム血症	高血圧，尿路結石，消化性潰瘍・膵炎・腎不全に基づく症状	倦怠感，脱力感，食欲不振，便秘，不眠，かゆみ，口渇，多尿，幻覚，昏睡	悪性腫瘍，サルコイドーシス，結核，副甲状腺機能亢進症	ビタミンD，サイアザイド系利尿薬
低カルシウム血症	低血圧，脱水，脂肪便，湿疹，色素沈着，白内障，角結膜炎，乳頭浮腫	テタニー，痙攣，倦怠感，易興奮性，不安，うつ状態	副甲状腺機能低下症，急性膵炎，輸血	カルシトニン，ループ利尿薬
高リン血症	血管や眼球の石灰化，心電図異常	テタニー，痙攣，かゆみ	細胞破壊，アシドーシス，腎不全，副甲状腺機能低下症，甲状腺機能亢進症	
低リン血症	呼吸不全，くる病・骨軟化症	四肢近位筋の脱力，不安，感覚異常	副甲状腺機能亢進症，Fanconi症候群	制酸薬，サイアザイド系利尿薬，副腎皮質ホルモン薬の長期投与
高マグネシウム血症	低血圧，呼吸不全，徐脈，嗜眠，昏睡	筋力低下，骨格筋麻痺，不整脈，下痢	腎不全，アジソン病，甲状腺機能低下症	腎不全患者へのマグネシウムを含む下剤や制酸薬の投与
低マグネシウム血症	意識障害，錯乱，頻脈，不整脈	筋力低下，テタニー，うつ状態，食欲不振	慢性下痢，原発性副甲状腺機能亢進症，副甲状腺機能低下症，甲状腺機能亢進症，腎盂腎炎，アルコール中毒	ループ利尿薬，サイアザイド系利尿薬，ゲンタマイシン，アムホテリシンB，シスプラチン

（内田俊也：水電解質異常，Primers of Nephrology，日腎会誌，44，1，p.18-28，2002より一部改変）

ドと静脈サイドの静水圧差が相対的に小さくなった状態である．

b) 電解質の異常

主な電解質異常の症状とその原因および原因薬剤を表2.5にまとめた．

b)-1　ナトリウムの代謝異常

血清 Na^+ 濃度の異常は，水代謝障害に伴って認められる場合が多く，浮腫や脱水症でみられる．水・ナトリウムバランスの病態生理を図2.25に示す．

① 高ナトリウム血症

血清 Na^+ 濃度が，一般に 150 mEq/L 以上のものを高ナトリウム血症という．高ナトリウム血症は，細胞外液量の減少があるものとないものに分類される．前者は高張性脱水に伴って生じる場合であり，大部分の高ナトリウム血症はこれに相当する．後者は，ナトリウムの過剰投与などにみられ，医原性のことが多い．

② 低ナトリウム血症

血清 Na^+ 濃度が，一般に 130 mEq/L 以下のものを低ナトリウム血症という．低ナトリウム血症は細胞外液量の増加があるものとないものに分類される．前者は低張性脱水に相当する．後者は慢性うっ血性心不全，肝硬変，ネフローゼ症候群，浮腫を呈する疾患の場合にみられる．

b)-2　カリウムの代謝異常

血清 K^+ 濃度の異常時には，神経・筋系，心臓，内分泌代謝などに異常が生じる．

① 高カリウム血症

血清 K^+ 濃度が，一般に 5.5 mEq/L 以上のものを高カリウム血症という．高カリウム血症は腎からの排泄障害によって起こるものが主である．その他，K^+ の細胞内から細胞外への移動（組織崩壊，アシドーシスなど），医原性のカリウム過剰摂取などが原因となる．特に，高カリウム血症では心停止に至るような重篤な不整脈を引き起こす危険性がある．

② 低カリウム血症

血清 K^+ 濃度が，一般に 3.5 mEq/L 以下のものを低カリウム血症という．低カリウム血症は，カリウム摂取量不足，激しい下痢などによる消化管からの喪失，腎からの排泄過多などが原因で起こる．アルカローシスでは細胞外液から細胞内へ K^+ の移動が起こり，インスリンは細胞膜の Na^+-K^+-ATPase を活性化することにより細胞内への K^+ の取込みを促進するため，低カリウム血症になりやすい．

b)-3　カルシウムの代謝異常

カルシウムは骨に99%と体液に1%存在するが，そのバランスを調節しているのは副甲状腺ホルモン parathyroid hormone（PTH），活性型ビタミンD，カルシトニン calcitonin のホルモンである．

① 高カルシウム血症

血清 Ca^{2+} 濃度が，一般に 11 mg/dL 以上のものを高カルシウム血症という．原発性副甲状腺機能亢進症，ビタミンD摂取過剰，サルコイドーシス，悪性腫瘍骨転移，サイアザイド系利尿薬投与によって生じる．

② 低カルシウム血症

血清 Ca^{2+} 濃度が，一般に 9.0 mg/dL 以下のものを低カルシウム血症という．体液のpHが上昇

すると，テタニー症状を起こす．これはカルシウムとタンパク質の結合が促進し，Ca^{2+}濃度が低下するためである．その他，慢性腎不全，副甲状腺機能低下症，低栄養や日光曝露不足などによるビタミンD作用低下などが原因で生じる．

b)-4 リンの代謝異常

リンはカルシウムとともに骨や歯を形成する重要な役割を担っている．そのほかに，細胞のエネルギー代謝，DNA合成，細胞の形態維持などの重要な働きに関与している．

① 高リン血症

血清リン濃度が，一般に5.0 mg/dL以上のものを高リン血症という．腎不全，白血病や溶血などの細胞破壊，ビタミンD摂取過剰，糖尿病性昏睡によって生じる．

② 低リン血症

血清リン濃度が，一般に2.5 mg/dL以下のものを低リン血症という．ビタミンD欠乏，アルコール中毒，嘔吐，糖尿病性ケトアシドーシス治療による急速な改善，高カロリー輸液においてグルコースが細胞内に取り込まれることによって生じる．

b)-5 マグネシウムの代謝異常

マグネシウムの重要性については，あまり理解されていない．しかし，マグネシウムは細胞における様々な酵素活性，Ca^{2+}と共同した骨格筋や心筋の興奮・収縮，神経の興奮伝達作用などに関与している．生命維持にとって大変重要な電解質の一つである．Mg^{2+}の尿中排泄を調整するホルモンは存在しない．

① 高マグネシウム血症

血清Mg^{2+}濃度が，一般に3.0 mg/dL以上のものを高マグネシウム血症という．腎機能低下状態で，マグネシウムの摂取が増加したときに高マグネシウム血症になることが多い．

② 低マグネシウム血症

血清Mg^{2+}濃度が，一般に1.5 mg/dL以下のものを低マグネシウム血症という．原因は腎臓での再吸収が抑制されるか，長期にわたる摂取不足などである．

5 電解質輸液の調製方法（計算）

数多くの輸液が市販されているが，場合によって患者の病態に応じた電解質輸液の調製を医師から依頼されることがある．

> 生理食塩液，0.5 mol/L塩化カルシウム液，50％ブドウ糖液，注射用水を用いて，Na^+ 77 mEq/L，Ca^{2+} 3 mEq/L，300 mOsmの輸液を1 L調製して下さい．

＜処方組立ての基本的考え方＞[6]
・ブドウ糖（$C_6H_{12}O_6$）の分子量180
・陽イオン（Na^+，Ca^{2+}）と陰イオン（Cl^-）の当量は同一であるため，Cl^-は77 + 3 = 80 mEq/Lである．

- 生理食塩液中の Na^+ の mEq/L は，0.9（g/100）/58.5（分子量）× 1000 = 154 mEq/L である．
  生理食塩液 1 mL 中の Na^+ は，0.154 mEq/L である．
- 0.5 mol/L 塩化カルシウム液中の Ca^{2+} mEq/L は，0.5（mol/L）× 2 × 1000 = 1000 mEq/L
  0.5 mol/L 塩化カルシウム液 1 mL 中の Ca^{2+} は，1 mEq/L である．
- 使用する生理食塩液（mL）= 77（mEq/L）/0.154（mEq/L）= 500 mL
- 使用する 0.5 mol/L 塩化カルシウム液（mL）= 3（mEq/L）/1（mEq/L）= 3 mL
- この輸液の電解質の浸透圧は，Na^+ 77 mOsm，Ca^{2+} 3/2 = 1.5 mOsm，Cl^- 80 mOsm の合計で 158.5 mOsm である．よってブドウ糖液は，残りの 300 − 158.5 = 141.5 mOsm を加えればよい．
  ブドウ糖は非電解質であるため，141.5 mOsm = 141.5 mmol/L である．141.5 mmol/L ブドウ糖液は 180 × 141.5/1000 = 25.5 g/L に相当する．50% ブドウ糖液は 500：1000 = 25.5：x となり，x = 51 mL 必要となる．

以上の結果より，調製依頼のあった輸液処方は以下のようになる．

生理食塩液	500 mL
0.5 mol/L 塩化カルシウム液	3 mL
50% ブドウ糖液	51 mL
注射用水	446 mL
全　量	1000 mL

参考文献

1) 島田慈彦ら編集：実践静脈栄養と経腸栄養 基礎編，p.9-18，p.189，エルゼビア・ジャパン，2003
2) 日本静脈経腸栄養学会 NST プロジェクト実行委員会編集：やさしく学ぶための輸液・栄養の第一歩，p.1-58，キタ・メディア，2001
3) 鍋島俊隆監修：症例から学ぶ輸液療法 基礎と臨床応用，p.1-77，じほう，2005
4) 藤田芳郎ら：日常診療・当直で遭遇する水・電解質異常患者への対応（座談会），今月の主題：日常診療・当直のための酸塩基平衡，水・電解質，輸液，Medicina 44，3，p.562-574，2007
5) 内田俊也：水電解質異常，Primers of Nephrology，日腎会誌，44，1，p.18-28，2002
6) 日本薬学会編：実務実習事前学習 病院・薬局実習に行く前に，スタンダード薬学シリーズ 10，p.250-252，東京化学同人，2006
7) 中島恵美編集：臨床調剤学 改訂第 3 版，ミクス薬学シリーズ，p.128-153，エルゼビア・ジャパン，2005

2.3 酸塩基平衡異常

われわれは毎日食物を摂取し，その代謝エネルギーによって，生活を営んでいる．代謝過程は細胞レベルで行われるため，その大量の代謝産物（水，酸，二酸化炭素など）は，まず細胞内の**緩衝系**で処分され，続いて血管内に排出され，細胞外液の緩衝系に引き継がれる．最終的には，肺や腎臓から代謝産物を排出し，体内 pH を一定に保とうとする．これにより**酸塩基平衡**が維持される．

1 揮発性酸と不揮発性酸

生体の pH は恒常性維持のため，7.4 ± 0.05 の狭い範囲，すなわち H^+ 濃度にして 5 nM 以下という狭い幅に調節されている．酸はすべての栄養素の代謝によって産生される．そのうち炭水化物と脂肪から 1 日 15,000 ～ 20,000 mmol の CO_2 が産生され，換気機能が正常であれば CO_2 は呼気中に排泄され，体内に酸として蓄積しない．しかし，換気機能が悪く，CO_2 が十分に体外に排泄されない場合は $CO_2 + H_2O \longrightarrow H^+ + HCO_3^-$ の反応から酸を発生し，いわゆる呼吸性アシドーシスを呈する．体の中で産生されても呼吸により容易に排泄されてしまう CO_2 は**揮発性酸 volatile acid** と呼ぶが，これと対照的に体内で代謝の結果生じる酸でも，生体が呼気中に排泄できない酸を**不揮発性酸 non-volatile acid** と呼び，炭水化物や脂肪から産生される乳酸やケト酸もこれに含まれる．このような不揮発性酸は通常，約 1 mEq/kg 体重の割合で産生され，この酸を体外に排泄する役割を担っているのが腎臓である．

2 体液の緩衝系

血液に酸が負荷されると pH の変動を防ぐため，秒単位で緩衝するのが細胞外液中にある重炭酸系，リン酸系，赤血球中にある血色素系，血漿タンパク系の各緩衝系である．分単位で発動するのが pH 変化による呼吸中枢刺激で，換気量が増大し CO_2 の排出を生じる．時間単位で細胞内のタンパク質系の特にヒスチジンによる調節が発動し，取り込んだ酸を細胞内緩衝系，代謝，輸送によって処理する．また骨から Ca が放出されることにより酸が中和される．そして日単位で腎臓は不揮発性酸の体外への排出量を調節する．緩衝系が体内の酸を減らすわけではなく，最終的に，酸は体外へと排泄されなければならない．すなわち，CO_2 として主に肺から，不揮発性酸として腎臓から排泄される．

この中で重炭酸系の緩衝作用が重要である（図 2.26）．CO_2 や重炭酸イオン（以下，HCO_3^-）は体内で毎日豊富に産生される物質であり，CO_2 は呼吸という形で常に吐き続けられている．HCO_3^- は細胞外液に約 24 mEq/L という高濃度で存在している．このように重炭酸系は，生体の活発な代謝の結果生じる酸を処理するに十分な容量を持った緩衝系である．H_2CO_3 の pKa が

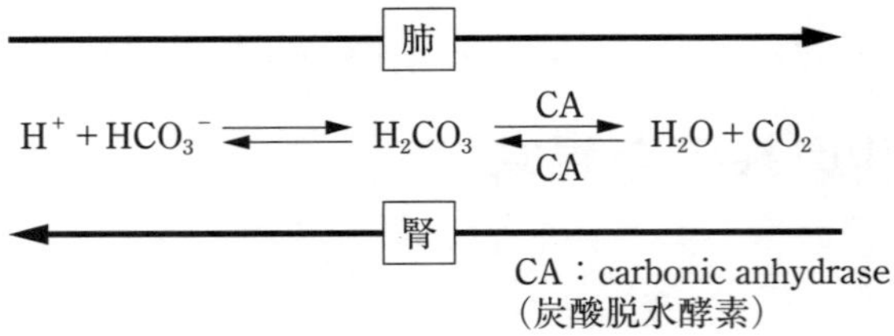

$$H^+ + HCO_3^- \rightleftharpoons H_2CO_3 \overset{CA}{\underset{CA}{\rightleftharpoons}} H_2O + CO_2$$

肺 →
腎 ←

CA：carbonic anhydrase（炭酸脱水酵素）

Henderson-Hasselbalch の式

$$pH = pKa + \log\frac{[HCO_3^-]}{[H_2CO_3]}$$

$$pH = 6.10 + \log\frac{[HCO_3^-]}{0.03 \times pCO_2}$$

図 2.26　炭酸-重炭酸緩衝系

6.1 と生理的な pH の値と比較的近いので，生理的 pH では緩衝能が強くなる．H_2CO_3 の濃度は臨床的に直接測定しにくいが，mmHg で表した CO_2 分圧（以下，pCO_2）に 0.03 を掛けた値（単位は mM）となる．HCO_3^- と pCO_2 のそれぞれの正常値 24 mEq/L と 40 mmHg を **Henderson-Hasselbalch の式**（図 2.26）に代入すると pH = 7.4 となる．重炭酸系を構成する CO_2 と HCO_3^- のそれぞれが肺と腎臓という全く独立した臓器により調節を受けている．いずれか一方に障害が生じたときには他方が代償性に働いて生体の pH を可能な限り生理的な値に近づけようとする．

3　腎臓での酸排泄の仕組み

腎臓での HCO_3^- の調節機構として
a) 近位尿細管における HCO_3^- の再吸収
b) 集合管における H^+ の排泄
の 2 つをあげることが可能である．

a) 近位尿細管における HCO_3^- の再吸収

図 2.27 に酸塩基平衡の調節に関連する近位尿細管の機能を示す．糸球体ろ過量は正常では約 144 L/日であるから，1 日約 3500 mEq もの大量の HCO_3^- が糸球体でろ過され，このうち 80 ～ 90％ は近位尿細管で再吸収される．まず，H^+-ATPase と Na^+/H^+ 交換輸送体によって分泌された H^+ は，管腔内で HCO_3^- と反応し H_2CO_3 となった後，刷子縁膜にある**炭酸脱水酵素 carbonic anhydrase（CA）**によって水と CO_2 に分解される．細胞質内では炭酸脱水酵素により再び H^+ と HCO_3^- になる．H^+ は，再度，管腔内に分泌される．HCO_3^- は側底膜から Na^+ と共に血液中に入り，HCO_3^- の再吸収が完了したことになる．このように近位尿細管での H^+ 分泌は HCO_3^- を再吸収するために行われており，酸排泄には貢献していない．また近位尿細管での HCO_3^- 再吸収には限度があり，ある一定濃度以上になるとその限度を超えた分の HCO_3^- は近位尿細管では再吸収されず，尿中に失われる．この限度を HCO_3^- 再吸収の閾値と呼び，通常は 24 mEq/L 程度で安定している．近位尿細管で吸収されなかった残りの HCO_3^- （約 15％）はヘンレ係蹄の上行脚の

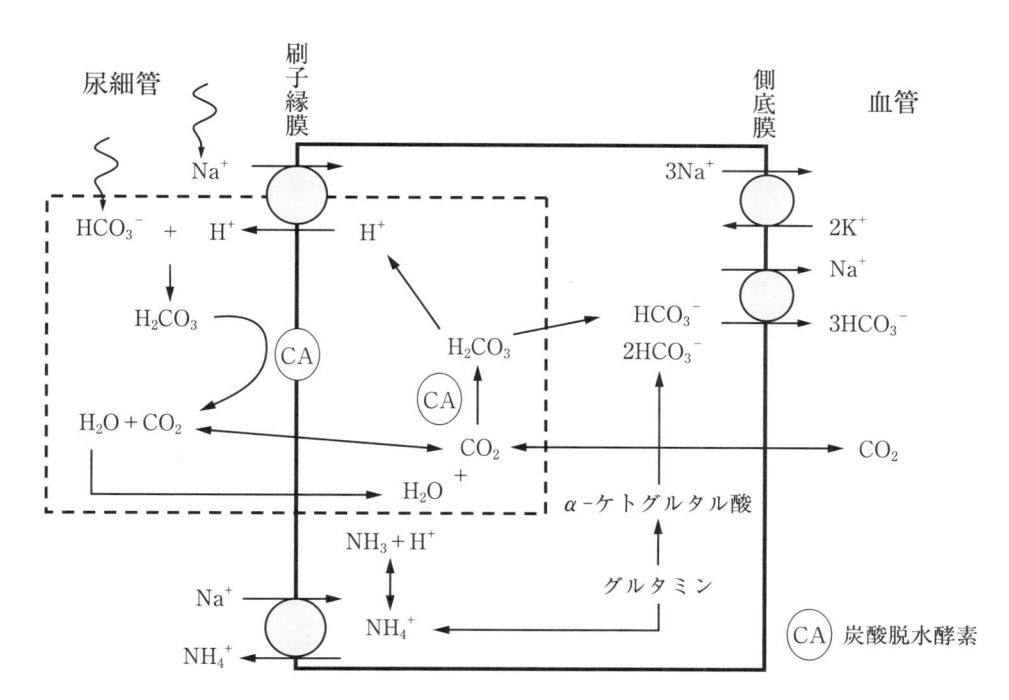

図 2.27 近位尿細管細胞における重炭酸イオン再吸収機序

太い部で，近位尿細管と同様の機序で再吸収される．

b) 集合管における H^+ の排泄

HCO_3^- の残りの 5% は遠位尿細管と集合管で再吸収されるが，特に集合管での HCO_3^- の再吸収は生体の酸塩基状態によって調節される．集合管を構成する細胞は主細胞と間在細胞に大別される．HCO_3^- の輸送に関与するのは後者の細胞で，この細胞はさらに 2 種類あり，A 型（あるいは α）細胞は H^+ 分泌，B 型（あるいは β）細胞は HCO_3^- 分泌のそれぞれ逆方向性の機能をもつ．A 型は H^+ を管腔内に H^+-ATPase により分泌し，CO_2 と H_2O から生じた HCO_3^- は Cl^- との交換輸送により血中に再吸収される（図 2.28）．B 型は A 型と全く逆で，HCO_3^- を尿中に分泌し，H^+ を血液中に取り込む（図 2.29）が，その活性は代謝性アルカローシスに際して亢進する．正常条件において，集合管では H^+ 分泌のほうがより優位に行われている．

不揮発性酸の排泄においては，この集合管で分泌される H^+ がこのままの形で排泄されるのではなく，H^+ 分泌に伴う尿 pH 低下によって，H^+ が HPO_4^{2-} や NH_3 に結合した滴定酸や NH_4^+ という形で排泄される．もし，不揮発性酸のすべてが集合管で分泌される H^+ の形のままで排泄されるとすれば，尿 pH は強酸性となってしまう．しかし，管腔内の pH は 4.5 程度までしか低下しない．これは緩衝剤としての HPO_4^{2-} や NH_3 が受け皿となっているからである．腎臓が尿中に H^+ をそのままの形で排泄する量は，体内で産生される不揮発酸のほんの数 % にも満たない．なぜならば，pH 4.5 を H^+ 濃度で表現すると $10^{-4.5}$ M であり，pH 4.5 の尿を 1 日に 1.5 L 排出すると，H^+ として排出できる酸は 1 日約 0.15 mmol となるからである．集合管における HPO_4^{2-} と NH_3 が H^+ を受けとる化学反応を次に示す．

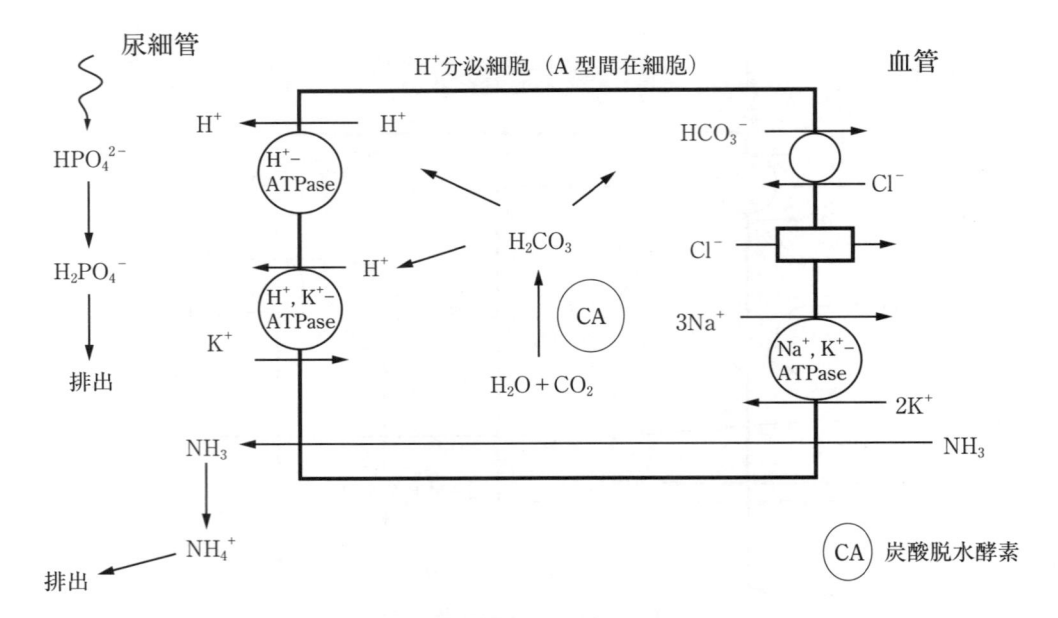

図2.28 集合管における H^+ の分泌

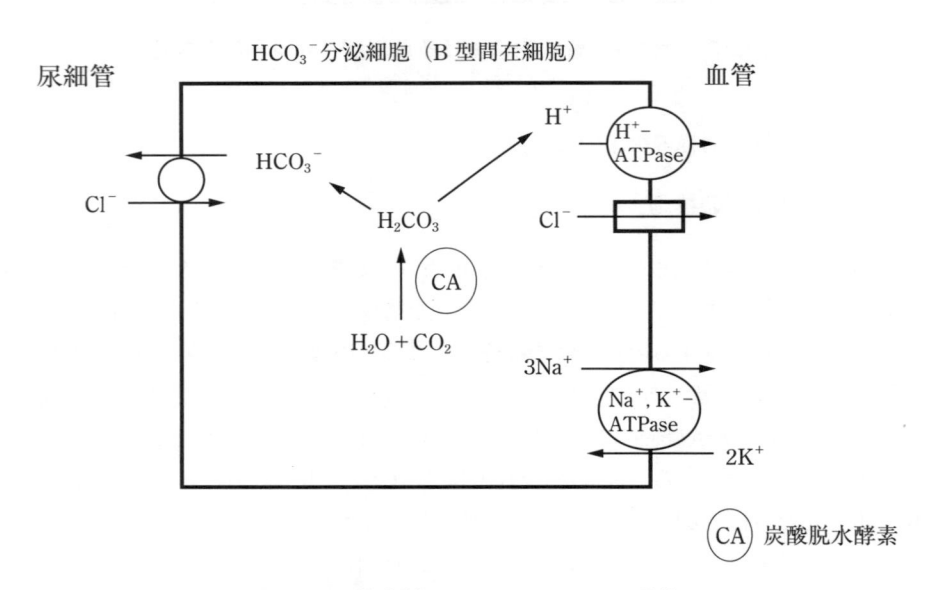

図2.29 集合管における HCO_3^- の分泌

$HPO_4^{2-} + H^+ \longrightarrow H_2PO_4^-$ (pKa値；6.8)

$NH_3 + H^+ \longrightarrow NH_4^+$ (pKa値；9.2)

HPO_4^{2-} は血液中から糸球体でろ過された後は，一部は再吸収を受け，尿細管内を移動し，集合尿細管に達する．一方，NH_3 は近位尿細管細胞でグルタミナーゼによりグルタミンが分解されて産生する．それが細胞の膜を通り抜けて集合尿細管の管腔内へと到達する．また pKa 値より，HPO_4^{2-} は管腔内の pH が十分に下がってはじめて H^+ と結びつき取り込むことができるが，NH_3 は通常の生体の pH ではそのほとんどが直ちに H^+ と結びつくことになる．NH_3 は HPO_4^{2-} に比べ

ると，酸の排泄にきわめて優れた能力を有する．さらに，遠位尿細管に到達するHPO_4^{2-}の量は比較的一定しているが，NH_3の産生は通常量の最大10倍にも増加して酸排出を増やすことができる．

4 アシドーシスとアルカローシス

　アシドーシスとは体のpHを下げ，酸性の方向に傾けようとする病態のことをいい，**アルカローシス**とはその逆の状態である．酸塩基平衡の調節は主として呼吸器と腎臓を中心とする代謝経路であるから，アシドーシスとアルカローシスにも呼吸器と腎臓の異常に基づくものがある．前者を呼吸性，後者を代謝性と呼ぶ．図2.26の式から明らかなように，最初の変化として血中のHCO_3^-濃度が下がる病態が代謝性アシドーシス，血中のHCO_3^-濃度が上がる病態が代謝性アルカローシスである．これに対してpCO_2が上がる病態が呼吸性アシドーシス，pCO_2が下がる病態が呼吸性アルカローシスである．生体のpHが最終的に，生理的なpHである7.4より酸性となるかアルカリ性となるか，つまりアシデミアとなるかアルカレミアとなるかは，生体内で働くアシドーシスやアルカローシスの総和として決定される．例えば生体はアシデミアに傾いていても，アシドーシスの他に生体内では相対的に弱いアルカローシスもまた隠れて存在していることもある．

　さらに，もう1つ注意すべき重要なことが生体の代償機構である．アシドーシスまたはアルカローシスに傾き始めたとき，生体のpHは正常な方向に向かおうとする．それが生体の代償機構である．アシドーシスが生じてきたら体をアルカリ性に向けるべく，アルカローシスが生じてきたら酸性に戻すべく，生体は起きてきた異常に応じて調節を試みる．

　生体内で酸塩基平衡の調節に重要な働きをする重炭酸系という緩衝系は，主に肺と腎臓という2つの臓器により制御されている．このことが生体の**代償機構**にはきわめて都合がよい．すなわち一方の異常があると他方が代償に働き得るからである．呼吸性の異常がまず存在したときには腎臓を中心とした代謝性の代償が働き，代謝性の異常がまず存在するときには呼吸により代償が行われ，生体のpHをできるだけ生理的な値に近づけようとする．

　このような代償機構はあくまでも二次的に起きてくるもので，確かに体のpHを動かそうとする力であるが，それは防御的に起きてくる生体の生理的な反応であって，いわゆるアシドーシスやアルカローシスとは区別して考えるべきものである．

5 呼吸性の異常

　呼吸性アシドーシスとは，血中のpCO_2の上昇によるpHの低下した状態をいい，肺におけるガス交換がうまくいかず体内にCO_2が不適切に蓄積することにより生じる．原因として，広範な肺炎による肺実質の障害，換気障害や低カリウム血症による呼吸筋の減弱，脳内の病気や薬物による呼吸中枢の抑制などがある．呼吸性アシドーシスの場合，腎臓からの酸排泄・HCO_3^-再吸収がともに増加し，アシドーシスの程度を減弱させる．このような呼吸性アシドーシスに対する腎臓の適応を，代償性代謝性アルカローシスという．

呼吸性アルカローシスとは，血中の pCO_2 の低下による pH の上昇した状態をいう．その原因として，不安や発作などで呼吸が促迫して起こる過呼吸症候群，薬物による呼吸の刺激，アスピリン中毒などがある．呼吸性アルカローシスの場合，腎臓からの酸排泄・HCO_3^- 再吸収がともに減少し，アルカローシスの程度を減弱させる．このような呼吸性アルカローシスに対する腎臓の適応を，代償性代謝性アシドーシスという．

6 代謝性の異常

代謝性アシドーシスおよび代謝性アルカローシスの原因を表2.6に示す．

代謝性アシドーシスは，血中の HCO_3^- 濃度の低下による pH の低下した状態であり，不揮発性酸の腎臓排泄機構が破綻した状態のときに生ずる．その要因として，
 a) 腎臓の処理能力を超えた大量の酸負荷
 b) 腎臓の酸排泄能の低下
があげられる．

a) 大量の酸負荷に基づく代謝性アシドーシス

アスピリン，エチレングリコールやメタノールの中毒，末梢循環不全など様々な原因により乳酸が蓄積してくる乳酸アシドーシス，ケトン体が溜まる糖尿病性ケトアシドーシスなどがあげられる．

b) 酸排泄能の低下に基づく代謝性アシドーシス

腎臓は不揮発性酸の排泄を担う臓器であるから，腎不全では不揮発性酸の蓄積をきたす．しかし腎臓は酸塩基平衡に関しても大きな予備能をもっているので，いわゆる腎機能，糸球体ろ過率が正常の1/5位になるまでアシドーシスが明らかにならない．しかし，糸球体でのろ過機能は正常であるにもかかわらず，腎臓からの酸の排泄が障害される病態が存在する．すなわち糸球体ではなく，尿細管の機能が障害を受けていることによりアシドーシスを生じることがある．その原因として，尿細管自体に異常がある場合と尿細管での酸分泌を刺激する機構に異常がある場合がある．前者には，近位尿細管における HCO_3^- 再吸収異常による尿細管性アシドーシスⅡ型と遠位尿細管の H^+ 分泌の異常による尿細管性アシドーシスⅠ型の2つのタイプがあるが，これらの疾患は先天性のものや薬剤による副作用（腎間質障害）の一環として認められるが，頻度的には多くはない．次に尿細管での酸分泌を刺激する機構の異常により代謝性アシドーシスが起きてくる病態として，臨床的によくみられるのが尿細管性アシドーシスⅣ型である．これは別名低レニン性低アルドステロン症候群とも呼ばれ，輸入細血管からのレニンの分泌障害が基礎にあってアルドステロンの産生が障害されることによって生じる．基礎疾患として最も多くみられるのは糖尿病性の腎症である．このような患者においては遠位尿細管でのアルドステロン作用が十分に発揮されないために高カリウム血症が生じ，それから二次的に生じる細胞内 pH の上昇が，近位尿細管での NH_3 産生を減少させ，また遠位尿細管での酸の排泄も不十分なものとする．その結果，腎機能の低下は軽度でも，代謝性のアシドーシスが生じてくる．

7 アニオンギャップ

　代謝性アシドーシスは様々な病態により生じるが，その原因鑑別に有用なものとして，**アニオンギャップ anion gap** という概念がある．

　平衡状態にある溶液は常に電気的中性を保っているので，陽イオンと陰イオンの和はゼロとなる．それぞれ通常の検査で測定されるイオンと測定されないイオンがある．ここで通常測定される陽イオンは Na^+ であり，K^+ や Ca^{2+}，Mg^{2+} なども測定されるが，値が小さいこともあり，便宜上"測定されない陽イオン"として分類される．また，通常測定される陰イオンは Cl^- と HCO_3^- を指し，他の陰イオンを"測定されない陰イオン"として分類する．したがって，[Na^+] +"測定されない陽イオン"= [Cl^-] + [HCO_3^-] +"測定されない陰イオン"となり，アニオンギャップ ="測定されない陰イオン"－"測定されない陽イオン"= [Na^+] － ([Cl^-] + [HCO_3^-])で計算される．アニオンギャップの正常値は 12 ± 2 mEq である．

　酸物質の蓄積は，上の式から，"測定されない陰イオン"の上昇をきたすので，アニオンギャップが上昇する．その場合，乳酸やケト酸など，少なくとも何らかの有機酸が蓄積している病態の存在が示されることになる．また尿毒症では腎排泄低下により，"測定されない陰イオン"が増加し，アニオンギャップは上昇する．このようなタイプの代謝性アシドーシスを"アニオンギャップの上昇を伴う代謝性アシドーシス"という．

　一方，アニオンギャップが不変のアシドーシスもある．これはアシドーシスで HCO_3^- が減ってもその分 Cl^- が増加して，その減少分と置き換われば，"測定されない陰イオン"も，アニオンギャップも変化しない．このようなタイプのアシドーシスは腎臓からの酸の排泄障害によって生じる尿細管性アシドーシスや下痢などでみられる．アニオンギャップを計算することはこれらのアシドーシスの診断や鑑別に有用な手段であるが，アニオンギャップはあくまでも解析の手段にすぎない．

　以上を踏まえて，代謝性アシドーシスをきたす病態につきアニオンギャップが増加するタイプ，しないタイプに分けて表 2.6 にまとめた．

表 2.6 代謝性アシドーシスの分類

	アニオンギャップ増加	アニオンギャップ正常
酸産生増加	内因性物質の代謝 　乳酸アシドーシス 　ケトアシドーシス 　　糖尿病 　　飢餓 　　アルコール 外因性物質によるもの 　エタノール 　アスピリン 　メタノール	外因性物質によるもの 　HCl 　NH_4Cl 　アミノ酸塩酸塩
HCO_3^- 喪失		下痢 近位尿細管性アシドーシス 炭酸脱水酵素阻害薬
酸排泄低下	尿毒症	遠位尿細管性アシドーシス 高カリウム血症性遠位尿細管性アシドーシス

参考文献

1) 浅野　泰編集：研修医のための輸液療法，朝倉書店，2003
2) 奥田俊洋：わかりやすい水・電解質と輸液，中外医学社，2001
3) R.M. バーン，M.N. レヴィ編，板東武彦，小山省三監訳：カラー基本生理学，西村書店，2003
4) 岡田泰伸ら訳：医科 生理学展望 原書20版，丸善株式会社，2002
5) 本郷利憲，廣重　力，豊田順一監修：標準生理学 第6版，医学書院，2005
6) 深川雅史監修，柴垣有吾：より理解を深める！体液電解質異常と輸液 改訂2版，中外医学社，2006
7) 河野克彬：輸液療法入門 改訂2版，金芳堂，1995
8) キンゼイ・スミス著，和田孝雄訳：絵でみる水・電解質 第2版，医学書院，2002

2.4　栄養バランス異常

　栄養バランス異常あるいは**栄養不良**とは，**糖質**，**アミノ酸（タンパク質）**，**脂質**などの**栄養素**の必要量と摂取量の不均衡から生じ，**栄養不足**，栄養過多および栄養素相互の均衡が崩れた状態である．日本における健常成人では一般的に栄養不足は虐待や拒食など以外ではほとんど見られなくなり，栄養過多である肥満が問題となっており，生活習慣病やメタボリックシンドローム予防に対する施策が実施されている．一方，臨床の場では，疾病を有する入院患者の約半数に何らかの栄養障害があるといわれている．この節では栄養不足を中心とした栄養バランス異常および栄養療法の基礎について解説する．

表 2.7　栄養不足の臨床型分類

	体重	浮腫	皮下脂肪	血清アルブミン	リンパ球数	免疫能
マラスムス型	↓↓	−	↓	−	−	−↓
クワシオルコル型	−	+	−	↓	↓	↓
混合型*	↓	±	↓	↓	↓	↓

* 混合型：マラスミック・クワシオルコル型

1　タンパク質・エネルギー不足の臨床型分類

　栄養不足は，タンパク質，エネルギーあるいはその両方が欠乏する状態であり，1973年に世界保健機関（WHO）により**タンパク質・エネルギー不足 protein energy malnutrition（PEM）**として用語が統一された．PEMは慢性的な飢餓によりタンパク質と特にエネルギーが不足するマラスムス marasmus 型，エネルギーは比較的保たれているがタンパク質欠乏が著しいクワシオルコル kwashiorkor 型および混合型のマラスミック・クワシオルコル marasmic kwashiorkor 型に分類される．それらの特徴を表2.7に示す．

a）マラスムス型

　マラスムス型は発展途上国に多く発生し，タンパク質と特にエネルギーが欠乏する慢性的な飢餓に基づく栄養不足である．臨床では経口摂取が不可能な消化器がん患者やエイズ患者，摂食障害などでみられ，著しい体重減少，全身衰弱，骨格筋や皮下脂肪が著明に減少し老人様顔貌などが現れる．不足したエネルギーは皮下脂肪と筋タンパク質の異化により補われるので，内臓タンパク質の合成は比較的保たれている．重症以外では肝機能，血清アルブミン濃度，免疫能などは比較的保たれていることが多く，浮腫は認められない．適切な治療を受ければ予後は良好である．

b）クワシオルコル型

　クワシオルコル型は極度のタンパク質摂取不足により生じる栄養不足である．臨床では敗血症や熱傷，手術などのストレスや侵襲時状態による代謝亢進時に適切な栄養補給が行われなかった場合に急速（1～2週間以内）に出現する．タンパク質不足と炭水化物摂取量の相対的な増加により，エネルギーが比較的保たれているために筋タンパク質の崩壊がなく，アミノ酸の放出が減少し内臓タンパク質の合成が抑制されるため低アルブミン血症となる．結果的に細胞外液の増加をもたらし，浮腫を引き起こす．また，β-リポタンパク合成障害により脂肪肝になる．脂肪組織や骨格筋は比較的保たれ浮腫もあるため体重減少は少なく，身体計測上は異常が観測されにくい．内臓タンパク質の著減と免疫能の低下を伴い，急速に進行することが多く，重症では予後不良である．

　実際の臨床では，タンパク質の栄養不足を中心とした短期間で生じるクワシオルコル型にエネルギー不足が慢性的に加わったマラスミック・クワシオルコルの混合型が大部分を占める．一般的にPEMとは，この混合型を意味することが多い．

2 エネルギー代謝変化

a) 飢餓時の代謝変化

　短期間の飢餓や絶食により，摂取エネルギーが消費エネルギーに対し不足する場合，その不足分はグリコーゲンや筋タンパク質，脂肪の異化で補われる．脳神経や赤血球などのエネルギー基質はグルコース（ブドウ糖）である．エネルギー源としての全身へのグルコース供給は，グルカゴンやアドレナリンなどを介したグリコーゲンの分解により補われる．生体におけるグリコーゲン貯蔵量は約 300〜400 g であるが，肝グリコーゲンはその 30％ 程度であり，1 日分のエネルギーに満たない．残りのグリコーゲンは筋肉に貯蔵されているが，筋肉内にはグルコース-6-ホスファターゼが存在しないため，筋肉から血中へはグルコースとして放出されず，主に筋繊維の活動に利用されている．

　さらに不足するエネルギーを補うため，筋肉や白血球，赤血球での解糖経路で産生される乳酸が血液を介して肝臓に輸送され，**乳酸脱水素酵素 lactate dehydrogenase（LDH）**によりピルビン酸に変換されてからグルコースに糖新生され利用される（Cori サイクル）．しかし，Cori サイクルのみでは全身のグルコース需要に満たないため，アラニンなどの糖原性アミノ酸が筋肉の分解により血液中に放出され，肝臓においてグルコースへ糖新生され血液中に放出され利用される

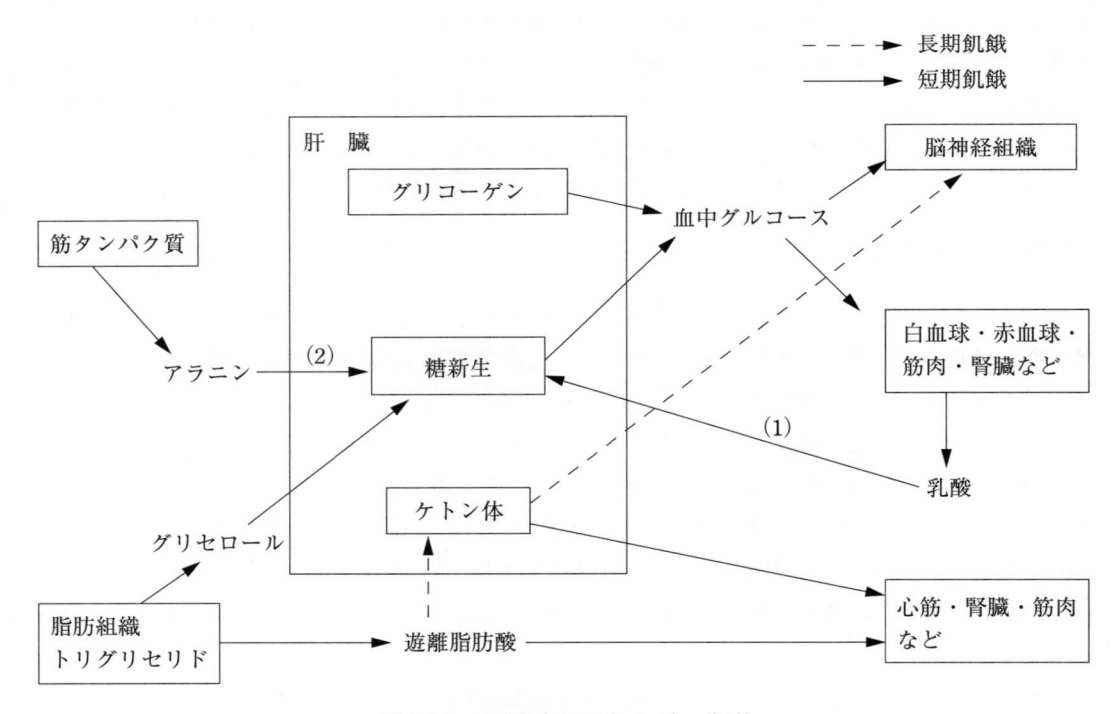

図 2.30　飢餓時のエネルギー代謝
(1) Cori サイクル，(2) グルコース-アラニンサイクル

（日本静脈経腸栄養学会編集：コメディカルのための静脈・経腸栄養ガイドライン，p.4，南江堂，2006 より一部改変）

（グルコース-アラニン回路）．このアラニンは，血中より筋肉内に取り込まれたグルコースから生じたピルビン酸に，**分岐鎖アミノ酸 branched chain amino acid（BCAA）**のアミノ基が転移して産生される．

　脂肪組織中では，トリグリセリドが活性化されたホルモン感受性リパーゼにより脂肪酸とグリセロールに分解される．脂肪酸は血液中を遊離型として運搬され，心筋や筋肉においてカルニチンと結合してミトコンドリア内で β-酸化により分解されアセチル CoA となり TCA 回路（クエン酸回路）に導入される．心筋や筋肉では TCA 回路で二酸化炭素と水にまで分解されるが，肝臓では β-酸化により生じたアセチル CoA は，ケトン体となり心筋や筋肉などでエネルギー源として利用される．なお，脂肪酸からはグルコースは合成できない．一方，トリグリセリドの分解により生じたグリセロールは，肝臓においてグルコースに糖新生される．

　24 時間の絶食時（消費エネルギー 1800 kcal と仮定）では，筋タンパク質 75 g，脂肪組織（トリグリセリド）160 g が分解される．アミノ酸とグリセロールからグルコース 180 g が糖新生され，その内 144 g が脳などの神経組織で，36 g は赤血球や白血球で消費される．一方，脂肪酸 160 g のうち 40 g が肝臓でケトン体に変換され，残りの脂肪酸とともに心筋や腎臓，筋肉でエネルギーとして消費される．

　さらに飢餓が長期持続すると，生体は体タンパク質や臓器機能の維持を図るようになる．心臓・腎臓・筋肉でのケトン体の利用が減少し，その結果，ケトン体の血中濃度が増加，脳はこの脂肪酸由来のケトン体をエネルギー源として利用するようになり，脳のグルコース消費が半減する．その結果，糖原性アミノ酸の筋肉からの放出が抑制され，筋肉におけるタンパク質の保存が起こる．この場合（消費エネルギー 1500 kcal と仮定），筋タンパク質 20 g，脂肪組織 150 g が分解され，グルコース 80 g，脂肪酸 150 g，ケトン体 57 g およびグリセロール 15 g がエネルギー源として産生される．

b）侵襲時の代謝変化

　手術，感染，外傷や熱傷などの侵襲早期には，生体は生命維持が優先され心拍出量や酸素消費量，代謝率が減少する．しかし，その後はストレスホルモン（糖質コルチコイド，カテコールアミン，グルカゴンなど）の分泌亢進およびインスリンの分泌抑制がみられ，侵襲に伴う損傷組織の修復，免疫系を活性化し，生体は自己防衛としての反応を示す．エネルギー源としては，脂肪組織から脂肪酸とグリセロールが，肝臓からはグリコーゲンが分解され，筋肉からはアミノ酸が放出されエネルギー源として利用される．産生されたグルコースは創傷部位や血球，筋肉，脳神経，心臓，腎臓で使用される．また，筋肉から放出されたアラニンなどのアミノ酸から，組織修復や免疫活性に必要なタンパク質合成を行う．

　飢餓時の代謝変化との相違は，飢餓時には代謝が低下し，窒素排泄を抑制しタンパク質保持に向かうのに対し，侵襲時にはその程度の大きさに応じて代謝が亢進することである．侵襲に伴う組織修復などに必要なエネルギーが増加し，飢餓時に比較してグルコース消費量は 2 倍に増加する．したがって，侵襲時には輸液などでの栄養補給が不十分であると，急速な体タンパク質の喪失や体重減少が生じる．

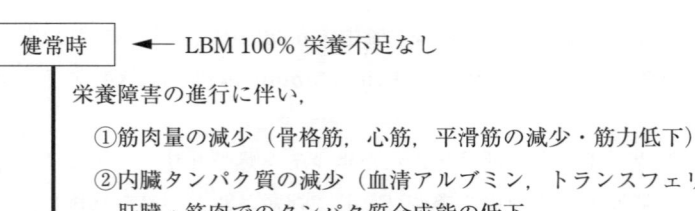

```
健常時  ←── LBM 100% 栄養不足なし
  │
  │    栄養障害の進行に伴い，
  │       ①筋肉量の減少（骨格筋，心筋，平滑筋の減少・筋力低下）
  │       ②内臓タンパク質の減少（血清アルブミン，トランスフェリンなど）
栄         肝臓・筋肉でのタンパク質合成能の低下
養       ③免疫能の低下，免疫関連物質（補体，抗体，急性相反応タンパクな
不         ど）の産生低下，エネルギー・基質供給不足によるリンパ球・白血
足         球機能低下，易感染性の発現
進       ④創傷治癒能障害，低下
行       ⑤臓器障害（腸管，肝，心），多臓器不全
  │       ⑥生体適応性の破綻，生命維持機能の障害
  │    などの機能障害出現
  ↓
窒素死  ←── LBM 30～40% 喪失すると
             （生命の危機）
```

図 2.31 除脂肪体重と窒素死
（大熊利忠編集：キーワードでわかる臨床栄養，p.38，羊土社，2007 より一部改変）

3 除脂肪体重と窒素死

　低栄養時や飢餓時の体組成の変化には体タンパク質の減少と細胞外液量の増加から浮腫がみられるので，体重変化よりも除脂肪体重 lean body mass（LBM）変化のほうが筋タンパク質の減少を反映する．健常人の LBM を 100% とすると，LBM の減少が 30～40% になると窒素死 nitrogen death といわれる生命の危機が生じる．この間に，生体機能は筋肉量の減少，内臓タンパク質の減少，免疫能低下，主要臓器機能障害をもたらし，最終的には回復不能な生体適応性の障害から，死に至る（図 2.31）．

4 栄養評価

　栄養療法の目的は，栄養バランス異常の患者に十分な栄養管理を行うことにより，疾病の治癒・回復を促進し，感染症などの合併症予防に貢献することである．そのためには，患者の栄養状態を種々の栄養指標を用いて評価することが必要である．

a）主観的包括的栄養評価 subjective global assessment（SGA）

　SGA は患者への病歴の問診と簡単な身体計測の情報のみで栄養不足のリスクを評価する方法である．SGA はその簡便性のみならず，習熟すれば再現性にも優れており，他の客観的評価との相関性も高い．SGA は中等度以上の栄養障害を確実にスクリーニングする手段である．病歴としては以下の 5 項目を評価する．

(1) 体重変化：過去 6 か月の体重変化（10% 以上で中等度以上の栄養障害）と過去 2 週間の変化
(2) 食物摂取量変化：形態と量について平常時との比較
(3) 消化器症状：悪心・嘔吐・下痢・食欲不振など（2 週間以上の持続で有意）
(4) 日常生活活動性：日常生活可能，歩行可能，寝たきりの有無
(5) 疾患と栄養必要量との関係：疾患のストレス状態により栄養必要量が変化

身体計測では実際に患者に触れて，皮下脂肪の減少程度（上腕三頭筋部皮下脂肪厚，胸部），筋肉喪失（大腿四頭筋，上腕筋肉周囲）および下肢・仙骨部・腹部の浮腫の有無などを観察する．SGA は栄養状態を良好，中等度の不良，高度の不良に分類する．

b）客観的データ栄養評価 objective data assessment（ODA）

ODA は比較的新しい概念で，主観的な評価である SGA に対比して用いられており，身体計測，

表 2.8 主な ODA 栄養評価項目

身長・体重	・体格指数 BMI ＝ 実測体重（kg）／身長（m）^{2}（正常値 18.5〜24.9，22 で疾病指数最も少ない） ・理想体重 IBW ＝ 身長（m）^{2} × 理想 BMI（＝ 22）・% 理想体重（%IBW）＝（実測体重（kg）／IBW（kg））× 100 ・通常時体重 UBW は通常時の体重(kg)・% 通常時体重（%UBW）＝（実測体重（kg）／UBW(kg)）× 100 ・% 体重変化率（%LBW）＝〔(UBW(kg) − 実測体重(kg)〕／UBW(kg)）× 100（栄養障害の評価に最も有用，有意な体重変化：1 か月で 5%，1 週間で 1〜2% 以上）
体脂肪量	・上腕三頭筋部皮下脂肪厚 TSF（mm）：体脂肪率とよく相関
筋肉量	・上腕筋囲 AMC(cm) ＝ 上腕周囲長 AC(cm) − 3.14 × TSF(cm)：筋肉量の指標
クレアチニン身長計数	・筋肉量を反映 % ＝（24 時間尿中クレアチニン排泄量(mg)／〔基準値（男 23 mg/kg，女 18 mg/kg）× 理想体重〕× 100
尿中 3-メチルヒスチジン	・3-メチルヒスチジンは収縮タンパクであるアクチンとミオシンの構成アミノ酸で，90% が骨格筋に存在．筋肉の異化で尿中に排泄，筋肉の分解量を反映．基準値：男 150〜500，女 100〜300 μmol/日（通常食）
血清タンパク濃度	・内臓タンパク質量の指標 ・アルブミン：肝臓で合成，半減期約 21 日で長期の栄養状態を反映，基準値 3.7〜4.9 g/dL，＜ 2.5 で極度な低栄養 ・RTP：半減期が短いため，短期間の栄養状態を反映．肝臓で合成されるため肝機能障害では正しく反映されない．以下の 3 種あり． トランスフェリン：半減期約 8 日，基準値 202〜386 mg/dL，＜ 100 で極度な低栄養 プレアルブミン：半減期 2〜3 日，基準値 21〜43 mg/dL，＜ 5 で極度な低栄養 レチノール結合タンパク：半減期 12 時間，基準値　男 2.7〜7.6 mg/dL，2.1 ＜ で極度な低栄養
免疫能	・末梢血総リンパ球数 TLC：900/μL で極度の免疫能の低下 ・遅延型皮膚過敏反応：精製ツベルクリン皮内反応，低栄養状態で反応減弱，発赤 9 mm 以下で陰性，5 mm 未満で中等度以上の栄養障害
窒素平衡 N-balance	・投与された窒素量と尿中窒素排泄量との差，異化・同化を反映，通常は ± 0 N-balance（g/日）＝（アミノ酸投与量 g/6.25）−〔尿中尿素窒素(g/日)× 1.25〕

血液・尿検査データなどの数値で表される客観的データに基づいて評価を行う方法である．通常，簡易的な SGA を行ってから ODA で確認し，総合的に栄養評価が行われる．表 2.8 に ODA の指標となる主な項目とその特徴を示す．

c) 栄養療法の評価

栄養療法の評価では，長期的には身体計測や血清アルブミン値などの比較的代謝回転の遅い指標を用いる（静的アセスメント）．一方，動的アセスメントでは経時的な変動を評価し，栄養状態の改善の短期的な判定を行う．代謝動態を鋭敏に反映するトランスフェリン，プレアルブミンやレチノール結合タンパクなどの rapid turnover protein（RTP）が用いられる．尿中 3-メチルヒスチジン，クレアチニン身長係数や窒素平衡などはタンパク質代謝を反映し，異化状態か同化状態かを評価する．通常，窒素平衡は±0であり，投与した総窒素量と排泄された総窒素量は等しい．

5 栄養療法

a) 必要エネルギー投与量の算出方法

栄養管理を行うにあたっては，投与エネルギー量を決定することが，目標とする栄養状態へ改善するために最も重要である．1日当たりに必要な**総エネルギー消費量** total energy expenditure（**TEE**）の算出においては，間接熱量計（呼気ガス分析）による酸素消費量と二酸化炭素産生量に基づいた**安静時エネルギー消費量** resting energy expenditure（**REE**）を用いる方法があるが，装置が高価であるため，**基礎エネルギー消費量** basal energy expenditure（**BEE**）から推定する方法が一般に行われている．ここでは，**Harris-Benedict** の式が汎用される．

- Harris-Benedict の式
  男　$BEE = 66.47 + 13.75\,W + 5.0\,H - 6.76\,A$
  女　$BEE = 665.1 + 9.56\,W + 1.85\,H - 4.68\,A$
  　　（BEE：kcal/日，W：体重 kg，H：身長 cm，A：年齢 years）
- 日本人のための簡易式
  男　$BEE = 14.1\,W + 620$
  女　$BEE = 10.8\,W + 620$

1日当たりの TEE は，BEE に活動係数とストレス係数を乗じて求められる．歩行などの身体活動はエネルギーを必要とし，手術や感染症などでも代謝亢進や異化が促進される代謝ストレスが生じ，エネルギー消費が増加する．なお，BEE の平均値は約 25 kcal/kg/日であり，初期設定時に必要な情報がない場合にこの数値を用いる．

- TEE ＝ BEE ×活動係数×ストレス係数
  　　活動係数 active factor：寝たきり 1.0，ベッド上安静 1.2，ベッド外活動 1.3，労働 1.4～1.8
  　　ストレス係数 stress factor：軽度侵襲術後 1.2，中等度侵襲術後 1.4，高度侵襲術後 1.6，がん 1.2，中等度感染症 1.2，高度感染症 1.5，熱傷 1.2～2.0，多発外傷 1.3

栄養療法はエネルギー基質として，糖（4 kcal/g），脂肪（9 kcal/g），アミノ酸（4 kcal/g）の三

表 2.9　種々病態におけるアミノ酸必要量

	健常成人 （日常生活）	内科患者 （発熱・外傷なし）	術後患者 （合併症なし）	異化亢進患者
N（g/kg/日）	0.08〜0.13	0.13〜0.17	0.17〜0.25	0.25〜0.65
N（g/日）	5〜9	9〜12	12〜18	18〜48
NPC/N 比	225	165	175〜185	185〜250
アミノ酸投与量 （g/kg/日）	0.8	1.1	1.1〜1.6	1.6〜4.2

（細谷憲政・中村丁次編著：臨床栄養管理，p.114，第一出版，1997 より）

大栄養素が投与され，その割合は日本人成人の食事摂取の割合に準じて糖 50〜60％，脂肪 25〜30％，タンパク質 15〜20％ を基本として処方設計を行う．水分必要量の平均は約 30 mL/kg/ 日であるが，病態に応じた調整が必要である．

b）アミノ酸投与量

アミノ酸の投与必要量は，侵襲や飢餓の程度により変動し，表 2.9 に示すように，健常成人で 0.8 g/kg/日，発熱・外傷のない内科患者で 1.1 g/kg/日，術後の患者で 1.1〜1.6 g/kg/日がおおよその投与基準とされる．

アミノ酸投与量の算出においては，**非タンパク質カロリー/窒素 nonprotein calorie/nitrogen（NPC/N）比**に基づく方法もある．投与されたアミノ酸がエネルギー源として消費されず，有効に体タンパク質合成に利用されるためには十分なエネルギーが必要になる．すなわち，投与されたアミノ酸を効率よく利用するための窒素 1 g 当たりに対するアミノ酸の熱量を含まない非タンパク質カロリー比である．このことは，アミノ酸を投与する場合は，糖質や脂質を同時に投与してエネルギーを補う必要があることを意味している．一般的に窒素 1 g に対し 150〜200 kcal（NPC/N 比として 150〜200）が必要とされている．投与エネルギー量が決定されれば，NPC/N 比から窒素量が算出され，窒素量に窒素係数を乗じてアミノ酸量へ換算する．腎不全時には NPC/N 比を 300〜500 と高めに設定する．

c）脂質投与量

脂質は，エネルギー源として熱量が 9 kcal/g と最も高く，効率的なエネルギー補給が可能であるという面とともに，ホルモンやプロスタグランジンなどの合成，細胞膜の成分である必須脂肪酸の補給という側面もある．脂質は大豆油などを乳化した脂肪乳剤として投与される．長期に及ぶ経口摂取不能な高カロリー輸液療法施行患者では必須脂肪酸の投与が必要になる．血糖値に影響を与えないエネルギー源としても重要である．エネルギー補給としての脂肪乳剤の投与量は，総エネルギーの 25〜30％ が望ましいとされ，1 日必要量は 0.3〜1.0 g/kg/日である．

d）糖質投与量

糖質の投与はブドウ糖が基本となる．総投与エネルギーからアミノ酸および脂質の投与エネルギーを差し引いた熱量が糖質の量となる．また，NPC/N 比を用いてタンパク量を決定するときは，

TEE が非タンパク質カロリーとなるので，脂質のカロリーを引いた残りが糖質量と判断される．

e）投与カロリー計算例

男性50歳，体重60 kg，身長165 cm，胃がん術後でベッド上安静（活動係数1.2），軽度侵襲あり（ストレス係数1.2），NPC/N比が185（術後患者で合併症なし）で総投与エネルギーを計算すると，

$$BEE = 66.47 + 13.75 \times 60\,kg + 5.0 \times 165\,cm - 6.76 \times 50\,years = 1378.47\,kcal/日$$
$$TEE = 1378.47 \times 1.2 \times 1.2 = 1985\,kcal/日$$

この1985 kcal/日を非タンパク質カロリーとして，NPC/N比185より窒素量を求めると，

$$N（g/日）= 1985\,kcal/日 / 185 = 10.7\,g/日$$

アミノ酸投与量は

$$10.7\,g/日 \times 6.25（窒素係数）≒ 67\,g/日$$

総投与エネルギーは1985 kcal/日 + 67 × 4（kcal）より，2253 kcal/日となる．

総投与エネルギーは2253 kcalとなるが，これにはアミノ酸の同化に必要な熱量も含まれている．脂質を25%とすると，脂質投与カロリーは1985 kcal/日 × 0.25 = 496 kcal/日となる．したがって，糖質量は1985 − 496 = 1489 kcal/日（ブドウ糖として372 g/日）の投与となる．

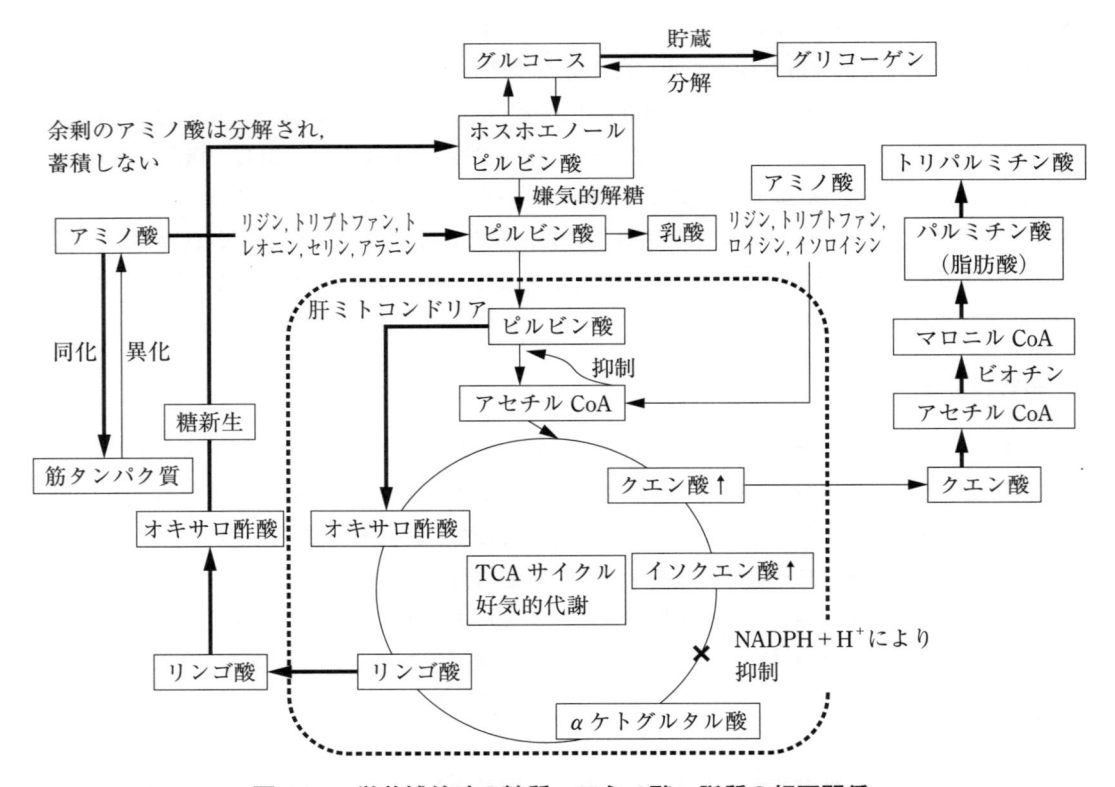

図 2.32 栄養補給時の糖質・アミノ酸・脂質の相互関係
（島田ら編著：実践 静脈栄養と経腸栄養 基礎編，p.37，エルゼビア・ジャパン，2003 より）

6 栄養療法としての三大栄養素

栄養療法では，必要な三大栄養素の糖質，アミノ酸，脂質を輸液により補給することになるが，これに**ビタミン類**，**電解質**，**微量元素**なども投与される．栄養補給時の三大栄養素の相互関係を図2.32に示す．

a) 糖 質

糖質は主要なエネルギー源として重要であり，糖代謝の中心である単糖類のブドウ糖（グルコース）が生理的で生体内における利用効率が高く，栄養輸液のエネルギー源として最も広く用いられる．グルコースが細胞内に取り込まれて利用されるのに，インスリンが必要である．他にフルクトース（果糖），キシリトール，マルトース（二糖類）などが輸液製剤の糖質として使用されている．これらは細胞内への取り込みにインスリンを必要としないが，代謝が遅くエネルギー効率は劣る．

グルコースは肝臓では解糖系によるエネルギー産生，グリコーゲン合成，脂肪酸合成に利用される．血中のグルコースは各組織の細胞内に取り込まれ利用される．グルコースは解糖系でエネルギーをATPとして産生し，他の代謝経路に中間体を供給する．解糖系には2系統あり，酸素が供給されている細胞では好気的解糖でグルコースからピルビン酸にまで代謝され，さらにアセチルCoAとなりTCA回路でミトコンドリアの呼吸鎖を通して酸化され，1分子のグルコースから38分子のATPが産生される．酸素の関与がない嫌気的解糖では，グルコースから生じたピルビン酸はNADHにより最終産物として乳酸になり，2分子のATPが産生される．

グルコースが過剰になるとアセチルCoAが蓄積するためピルビン酸からオキサロ酢酸の合成が亢進し，細胞質へ移行し糖新生，グリコーゲンとして貯蔵される．さらにグルコースが過剰になるとクエン酸が蓄積し，細胞質へ移行し脂肪酸へと生合成され肝臓や脂肪組織に蓄積される．

表2.10 必須アミノ酸と非必須アミノ酸

必須アミノ酸	グループ	非必須アミノ酸	グループ
バリン	BCAA[1]	アラニン	
ロイシン	BCAA	アスパラギン	
イソロイシン	BCAA	アスパラギン酸	
フェニルアラニン	AAA[2]	グルタミン	
トリプトファン	AAA	グルタミン酸	
メチオニン	含硫アミノ酸	グリシン	
トレオニン		セリン	
リジン		システイン，シスチン	含硫アミノ酸
ヒスチジン	準必須アミノ酸（小児）	プロリン	
アルギニン	準必須アミノ酸（小児）	ヒドロキシプロリン	
		チロシン	AAA

1) BCAA：分岐鎖アミノ酸
2) AAA：芳香族アミノ酸

b）アミノ酸

　アミノ酸は内臓タンパク質などの合成に利用される重要な栄養素であり，生体内で合成可能な**非必須アミノ酸** nonessential amino acids と合成されない**必須アミノ酸** essential amino acids に分類される（表2.10）．必須アミノ酸は外から補給する必要がある．小児では成長に必要なヒスチジンとアルギニンも準必須アミノ酸とされている．この**必須アミノ酸と非必須アミノ酸の比（E/N比）**は1が理想とされており，アミノ酸輸液製剤は1～1.14の比率で配合されている．

　必須アミノ酸の中でBCAAは，主として筋肉で代謝され，BCAAのアミノ基はグルコース-アラニン回路で糖原性アミノ酸のアラニンとなり，糖新生に利用されエネルギー源となる．そのため侵襲期には重要な役割を果たす．侵襲期には通常のアミノ酸輸液よりもBCAA含有量が多いものを選択する．さらに肝障害時には**芳香族アミノ酸** aromatic amino acid（AAA）であるフェニルアラニンやチロシン，含硫アミノ酸のメチオニンなどの肝代謝速度が低下してAAAの血中濃度が増加する．一方，BCAAは肝不全時の重要なエネルギー源として筋肉での利用，分解が亢進し濃度が低下する．BCAAとAAAは血液脳関門において競合することから，肝不全時にAAAや含流アミノ酸が脳内へ蓄積し肝性脳症をもたらす．

c）脂　質

　脂質は最も効率のよいエネルギー源であるが，日本では必須脂肪酸であるn-6系のリノール酸，n-3系のリノレン酸の投与を目的で使用する傾向にある．必須脂肪酸は生体膜を構成しているリン脂質に多く含まれている．また，n-6系からはアラキドン酸，n-3系からはエイコサペンタエン酸を由来とする様々な生理活性物質，プロスタグランジン・トロンボキサン・ロイコトリエンなどが生成される．これらは抗炎症作用，抗アレルギー作用，抗免疫抑制作用，抗動脈硬化作用などを有する．欠乏すると成長発育障害，皮膚炎，免疫能低下などが現れる．

参考図書

1) 大熊利忠，金谷節子編集：キーワードでわかる臨床栄養，羊土社，2007
2) 細谷憲政，中村丁次編著：臨床栄養管理－その理論と実際－，第一出版，1997
3) 日本静脈栄養学会編集：コメディカルのための静脈・経腸栄養ガイドライン，南江堂，2000
4) 島田慈彦編著代表：実践 静脈栄養と経腸栄養 基礎編，エルゼビア・ジャパン，2003

演 習 問 題

次の文の正誤について判別し，○×で答えよ．
1. 消化管から吸収または血管内に投与された水は，発汗，呼吸，尿や便から排泄されて1日の水バランスが保たれている．
2. 体内における細胞外液の主な陽イオンはNa^+で濃度は約142 mEq/Lである．細胞内液の主な陽イオンはCa^{2+}であり，濃度は約4 mEq/Lである．
3. 浸透圧は，水1 kg（または1 L）中に存在する分子やイオンの粒子のモル数の和で表される．

イオン化した電解質は陽イオンも陰イオンも一つの粒子として数えられる．
4. 低張性脱水は水欠乏性脱水であり，主として体液の中から水が失われている状態（水の摂取不足あるいは摂取不能状態）である．
5. 生理食塩液の浸透圧は 308 mOsm である．
6. HPO_4^{2-} は尿細管から分泌される．
7. H^+ は尿細管から分泌される．
8. 重炭酸緩衝系は呼吸器と腎臓で調節されている．
9. 呼吸性アシドーシスに対して腎臓が代償したとき，重炭酸緩衝系の反応の方向は $H_2CO_3 \longrightarrow CO_2 + H_2O$ である．
10. 代謝性アシドーシスに対して肺が代償したとき，重炭酸緩衝系の反応の方向は $H_2CO_3 \longrightarrow CO_2 + H_2O$ である．
11. 下痢のときアニオンギャップ増加型の代謝性アシドーシスを示す．
12. 糖尿病性ケトアシドーシスのときアニオンギャップ増加型の代謝性アシドーシスを示す．
13. わが国では，一般的に，健常成人に栄養不足はほとんどみられない．
14. 基礎代謝量とは，生命を維持するために必要な最小限のエネルギー必要量をいう．
15. タンパク質は三大栄養素の中で 1 g 当たりの利用エネルギー効率が最も大きい．
16. 糖質のエネルギー基質はグリコーゲンである．
17. 生体内で必要なエネルギーが欠乏すると，アミノ酸からグルコースを合成する糖新生の反応が進む．
18. 嫌気的解糖経路では，ピルビン酸が最終産物である．
19. ほ乳動物は，余ったグルコースをグリコーゲンとして主に脂肪組織に蓄える．
20. 一般的に，日本人は総エネルギーの約 20% を糖質から摂取する．
21. 糖質の体内でのエネルギー貯蔵量は脂質より少ない．
22. 飢餓状態では，脂肪酸からも肝臓でグルコースが合成される．
23. 基礎消費エネルギー量は，身体活動に比例しない．
24. 脂質は，エネルギー源として重要であるが，細胞膜成分としても利用される．
25. ケトン体は，肝臓で脂肪酸から合成される．
26. グルコースの細胞内への取り込みには，インスリンは必要ない．

正解と解説
1. （○）
2. （×）細胞内液の主な陽イオンは K^+ であり，濃度は約 4 mEq/L である．
3. （○）
4. （×）高張性脱水は水欠乏性脱水であり，主として体液の中から水が失われている状態（水の摂取不足あるいは摂取不能状態）である．低張性脱水は，ナトリウム欠乏型脱水であり，ループ利尿薬の連用，節水制限なしの食塩制限など医原性の場合が多い．
5. （○）NaCl の分子量：58.5
   生理食塩液 $\longrightarrow$ 0.9 g /100 mL = 9 g/L = 9/58.5（M）= 154 mM

NaCl $\longrightarrow$ Na$^+$ + Cl$^-$ で，浸透圧は溶液に含まれる粒子の数に比例する．
Na$^+$ は 154 mM なので 154 mOsm，Cl$^-$ も同様 154 mOsm となる．
生理食塩液の浸透圧は，合計した 154 + 154 = 308 mOsm となる．

6. （×）HPO$_4^{2-}$ は尿細管で再吸収されるが，分泌されなさい．
7. （○）
8. （○）
9. （×）呼吸性アシドーシスでは pCO$_2$ が大きくなっている状態であるので，血清 HCO$_3^-$ 濃度を上昇させて pH の低下を防ぐ．
10. （○）
11. （×）下痢により腸液内から HCO$_3^-$ が排出されるため，代謝性アシドーシスとなる．またこのとき，HCO$_3^-$ の低下した分 Cl$^-$ が上昇するので，高クロール性代謝性アシドーシスになっている．
12. （○）
13. （○）
14. （○）
15. （×）脂質が 9 kcal/g で最も大きい．
16. （×）グリコーゲンでなく，グルコース．
17. （○）グルコース-アラニン回路．
18. （×）乳酸が最終産物．
19. （×）肝臓に蓄える．
20. （×）約 50％．
21. （○）
22. （×）合成されない．
23. （○）
24. （○）
25. （○）
26. （×）インスリンが必要である．

第3章 体液調節輸液製剤

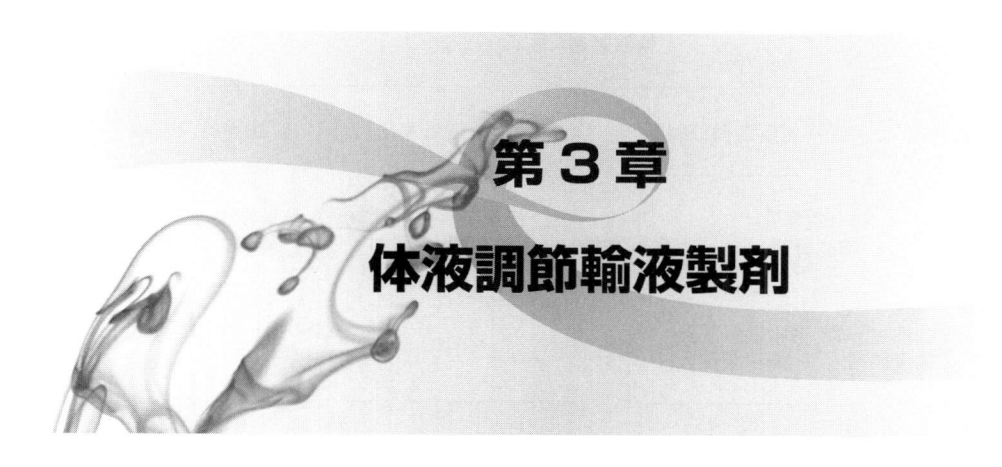

3.1 輸液製剤の種類

　水分補給や電解質補給に投与される輸液は，電解質濃度が血漿とほぼ等しい等張性電解質輸液と，血漿よりも低い低張性電解質輸液の2種類に大別される（図3.1）．両製剤とも（**等張性電解質輸液**も**低張性電解質輸液**も）浸透圧は血漿と同じである．体の水分の量や分布は電解質と浸透圧によってコントロールされており，輸液も ① **水分補給輸液**，② **電解質輸液**，③ **血漿増量剤**，④ **栄養輸液**の4つに分類することができる（図3.2）．

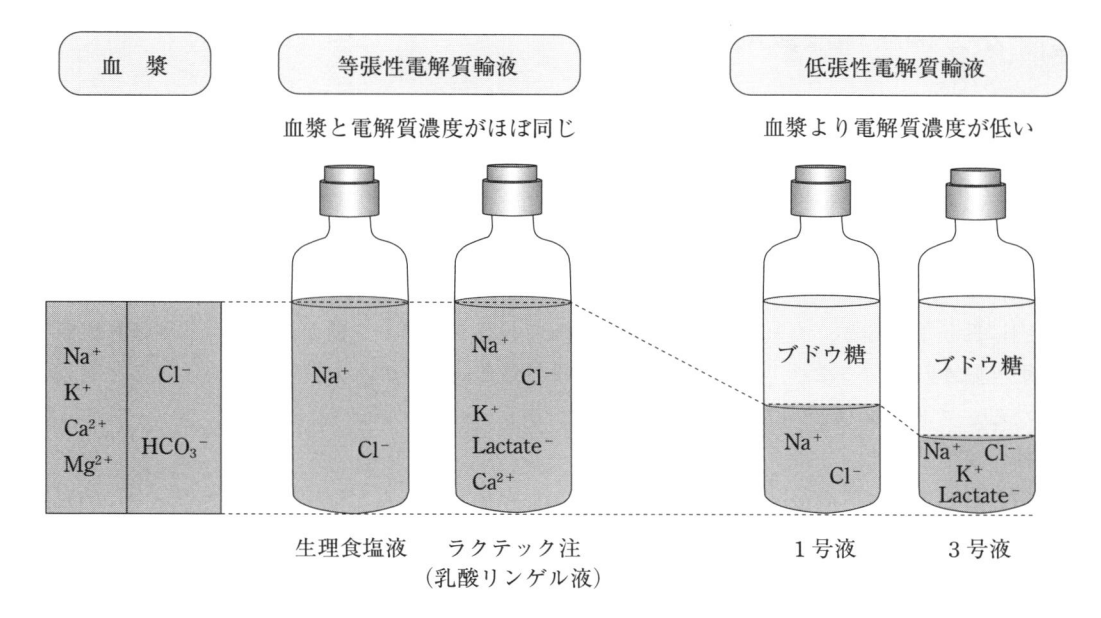

図3.1　電解質輸液の種類
（飯野靖彦監修：輸液・栄養読本「水・電解質輸液編」，大塚製薬工場，p.8, 2008）

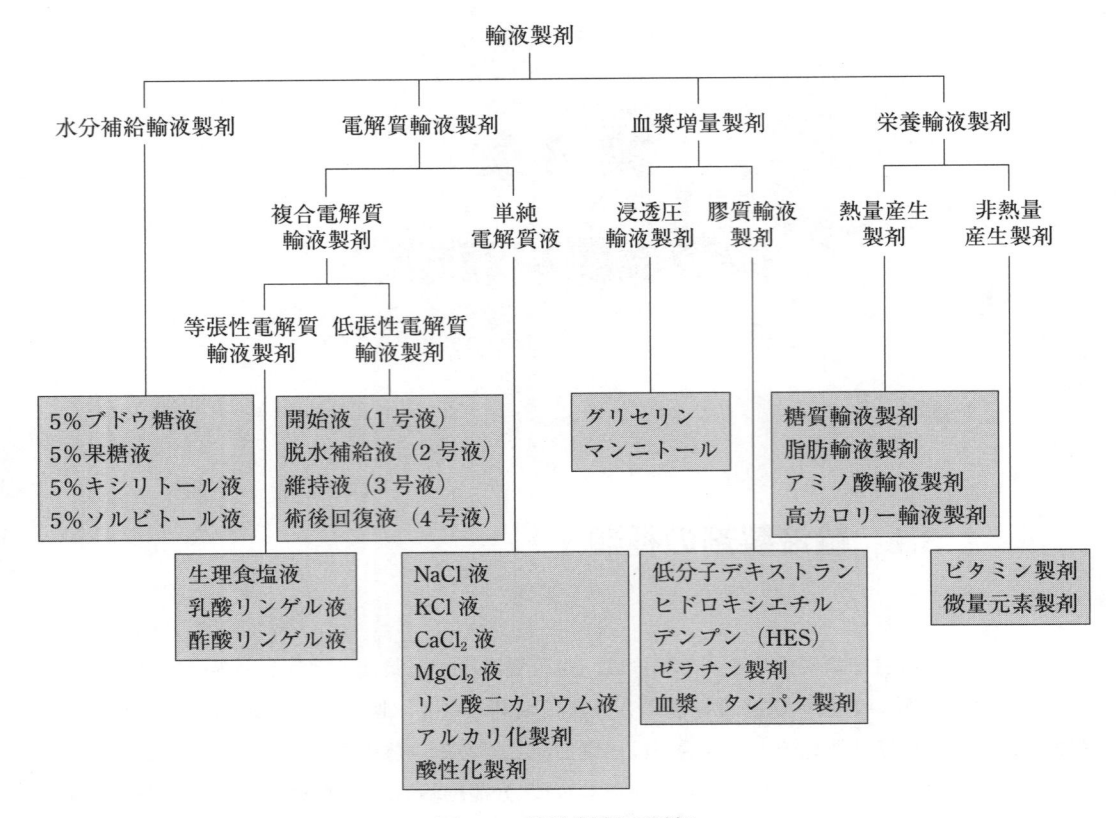

図3.2 輸液製剤の種類

```
輸液製剤
├─ 水分補給輸液製剤
│   └─ 5%ブドウ糖液
│      5%果糖液
│      5%キシリトール液
│      5%ソルビトール液
├─ 電解質輸液製剤
│   ├─ 複合電解質輸液製剤
│   │   ├─ 等張性電解質輸液製剤
│   │   │   └─ 生理食塩液
│   │   │      乳酸リンゲル液
│   │   │      酢酸リンゲル液
│   │   └─ 低張性電解質輸液製剤
│   │       └─ 開始液（1号液）
│   │          脱水補給液（2号液）
│   │          維持液（3号液）
│   │          術後回復液（4号液）
│   └─ 単純電解質液
│       └─ NaCl液
│          KCl液
│          CaCl₂液
│          MgCl₂液
│          リン酸二カリウム液
│          アルカリ化製剤
│          酸性化製剤
├─ 血漿増量製剤
│   ├─ 浸透圧輸液製剤
│   │   └─ グリセリン
│   │      マンニトール
│   └─ 膠質輸液製剤
│       └─ 低分子デキストラン
│          ヒドロキシエチルデンプン（HES）
│          ゼラチン製剤
│          血漿・タンパク製剤
└─ 栄養輸液製剤
    ├─ 熱量産生製剤
    │   └─ 糖質輸液製剤
    │      脂肪輸液製剤
    │      アミノ酸輸液製剤
    │      高カロリー輸液製剤
    └─ 非熱量産生製剤
        └─ ビタミン製剤
           微量元素製剤
```

1 水分補給輸液製剤

　輸液製剤は，原則的に血管内に投与される．この輸液製剤の浸透圧が血漿浸透圧よりも高い場合には，血液中を流れる赤血球から水が搾り出されて赤血球は縮み，逆に低いと赤血球に水が移動するため赤血球が膨張して破裂して溶血してしまう．そのため，脳圧を下げるための浸透圧利尿剤などの特殊な輸液製剤を除き，一般的に輸液製剤は血漿の浸透圧と等しい．体に水分を補給する輸液として血漿浸透圧と等張の **5%ブドウ糖液** が使用されている．この5%ブドウ糖液は，血管内に投与されると，インスリンの作用によって投与したブドウ糖が速やかに代謝され血液中から取り除かれる．つまり，5%ブドウ糖液は投与量と同じ量の水を投与していることと同じことになる．ブドウ糖のほかに，フルクトース，ソルビトール，キシリトール，マルトースの4種類の糖が使用される．フルクトース，ソルビトール，キシリトール，マルトースは，インスリンの作用を必要とせず，直接，組織に取り込まれ，血糖値にほとんど影響しないため，主に糖尿病患者に使用される．ただし，ブドウ糖以外の糖は代謝が遅く，尿中に排泄されるときに浸透圧利尿作用を示すため，特別な事情がない限り，ブドウ糖液を用いる．

　通常，ブドウ糖液などの糖質輸液には，水分補給と栄養補給の2つの目的がある．ただし，5%ブドウ糖溶液で1日に必要となるカロリーを投与しようとすると約8Lとなり，これだけで

栄養管理を行うことはできない．逆に高濃度のブドウ糖溶液を末梢血管から投与する場合には，血管痛や静脈炎などの副作用を起こさないように10％程度（600 mOsm）までとする必要がある．

2 電解質輸液製剤

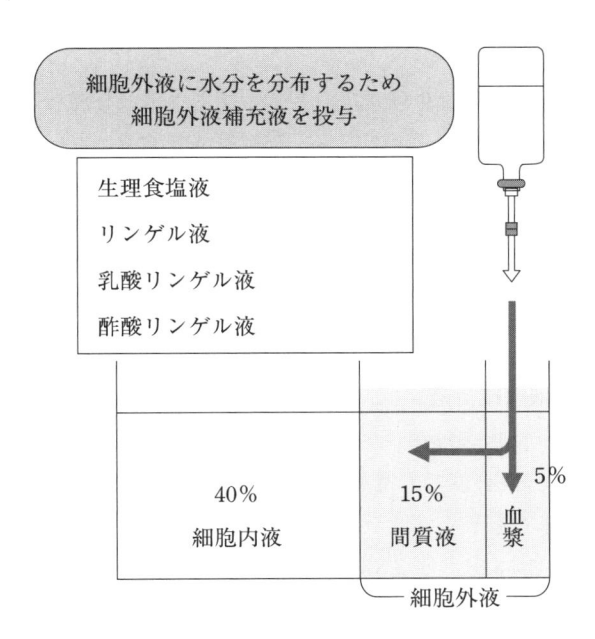

a）等張性電解質輸液製剤

　等張性電解質輸液とは電解質によって血漿浸透圧と等張となるように調製されたもので，血管内や細胞間の水分・電解質を補うことができ，細胞外液補充液とも呼ばれている．等張性電解質輸液の代表的な輸液は，細胞外液の主なイオンであるNa^+とCl^-で血漿浸透圧と等しく調製した生理食塩液である．生理食塩液を血管内に投与すると，毛細血管壁を通過して細胞外液に均等に水分が分布するが，Na^+が細胞膜を透過することができないため，有効的に循環血漿量を増加させることができる（図3.3）．しかし，大量に投与するとNa^+とCl^-が過剰となる．そこで，血漿の電解質成分であるK^+やCa^{2+}を加えたものがリンゲル液で，さらに血漿の電解質組成に近づけるために代謝されてアルカリ性となる乳酸塩や酢酸塩を配合したものが乳酸リンゲル液や酢酸リンゲル液である（表3.1）．乳酸塩や酢酸塩を使用する理由は，血漿のアルカリ成分であるHCO_3^-をリンゲル液に配合すると，リンゲル液中のCa^{2+}と反応して不溶性の炭酸カルシウムが生じてしまうためである．これらの等張性電解質輸液は，大出血ややけど，心臓発作などによるショックや急性脱水症に用いられる．表3.2に等張性電解質輸液の市販製剤の一覧表を示す．

図3.3　等張性電解質輸液

表 3.1 等張性電解質輸液の組成（細胞外液補充液）

	電解質組成（mEq/L）				
	Na^+	K^+	Ca^{2+}	Cl^-	その他
血漿	140	4.5	5	100	24（HCO_3^-）
生理食塩液	154	−	−	154	−
リンゲル液	147	4	4.5	155.5	−
乳酸リンゲル液	130	4	3	109	28（$Lactate^-$）

表 3.2 等張電解質輸液製剤（細胞外液補充液）

製品名（会社名）		大塚生食注（大塚）	ソルラクト（テルモ）	ラクテック注（大塚）	ソリタ「シミズ」（味の素ファルマ）	ヴィーンF注（日研）	ビカーボン注（味の素ファルマ）	ヴィーンD注（日研）
ブドウ糖（%）		−	−	−	−	−	−	5
電解質（mEq/L）	Na^+	154	131	130	130	130	135	130
	K^+	−	4	4	4	4	4	4
	Ca^{2+}	−	3	3	3	3	3	3
	Cl^-	154	110	109	109	109	113	109
	Lac^-	−	28	28	28	Ace^- 28	HCO_3^- 25	Ace^- 28
浸透圧比（約）		1	0.9	0.9	0.9	1	0.9〜1	2
熱量（kcal/L）		−	−	−	−	−	−	200

Lac^-：乳酸イオン，Ace^-：酢酸イオン，HCO_3^-：重炭酸イオン

b）低張性電解質輸液製剤

　低張性電解質輸液は，基本的には生理食塩液と 5% ブドウ糖液を混合して調製されており，水分を体全体にバランスよく供給することができ，維持電解質輸液ともいわれている（図 3.4）．ブドウ糖は代謝されて水となるため細胞内に水を分布することができる．生理食塩液と 5% ブドウ糖液が 1：1 で混合されたものを **1 号液（開始液）** といい，緊急時の水分・電解質補給の第 1 選択となる．K^+ を含まないので，腎機能低下患者にも使用できることが特徴である．生理食塩液と 5% ブドウ糖液が 1：2 の混合液に K^+，Mg^{2+}，HPO_4^{2-} を加えたものを **2 号液（脱水補給液）** といい，利尿がついた後の低カリウム血症や細胞内電解質が不足する脱水の治療に用いられる．最も汎用されている **3 号液（維持液）** は，1 日に必要とされる水・電解質（Na 約 40 mEq/L，K 約 20 mEq/L）とブドウ糖（40〜50 g/L）が配合されている．**4 号液（術後回復液）** は生理食塩液と 5% ブドウ糖液が 1：4 の混合液で，電解質濃度が最も低く，水分の補給を目的とする．K^+ を含まないため，腎機能が未熟もしくは低下している新生児や乳幼児，高齢者の水分補給や，術後早期の患者に用いられる（図 3.5）．表 3.3 に低張性電解質輸液の市販製剤の一覧表を示す．

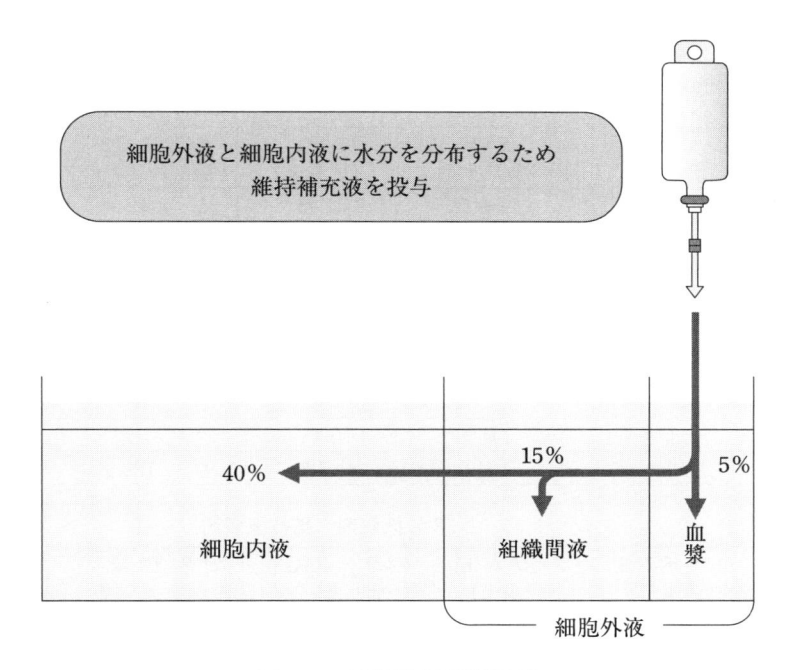

図 3.4　低張性電解質輸液

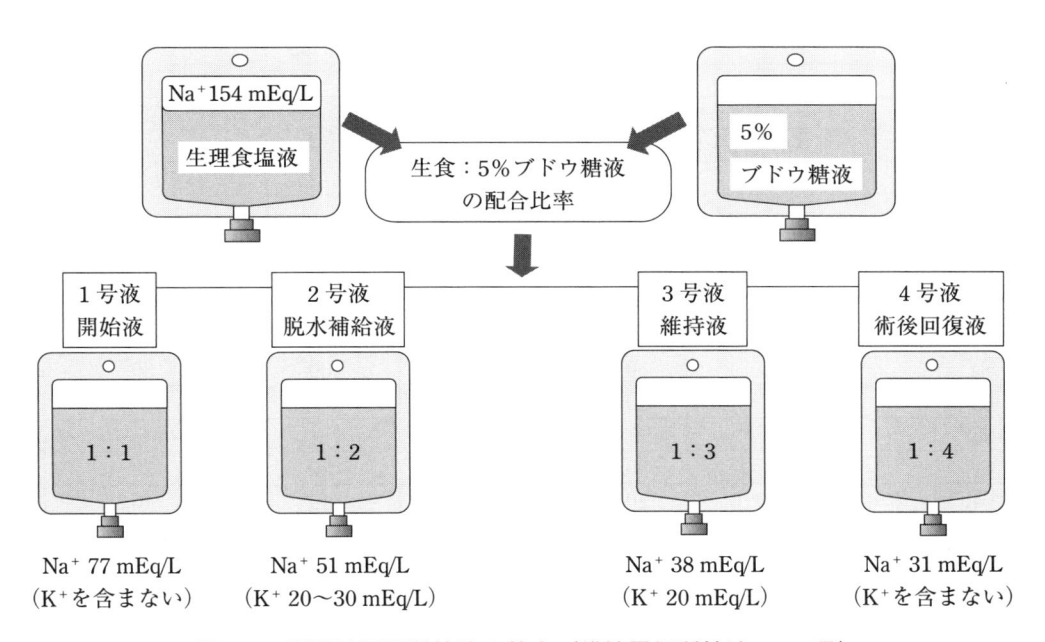

図 3.5　低張性電解質輸液の基本（維持電解質輸液 1〜4 号）
（飯野靖彦監修：輸液・栄養読本「水・電解質輸液編」，大塚製薬工場，p.12，2008 より一部改変）

c）単純電解質液（補正用）

単純電解質液には NaCl 液，KCl 液，$CaCl_2$ 液，$MgCl_2$ 液，K_2HPO_4 液があり，体が不足している電解質を補うために細胞外液補充液や維持電解質輸液に添加して使用される．一般的には 1

表 3.3 低電解質輸液製剤

分類	1号液製剤（開始液製剤）		2号液製剤（脱水補給液製剤）	
製品名（会社名）	ソルデム 1（テルモ）	ソリタ-T1号（味の素ファルマ）	ソルデム 2（テルモ）	ソリタ-T2号（味の素ファルマ）
ブドウ糖（%）	2.6	2.6	1.45	3.2
電解質（mEq/L） Na^+	90	90	77.5	84
K^+	−	−	30	20
Mg^{2+}	−	−	−	−
Cl^-	70	70	59	66
Lac^-	20	20	48.5	20
P(mmol/L)	−	−	−	10
浸透圧比（約）	1	1	1	1
熱量（kcal/L）	104	104	58	128

分類	3号液製剤（維持液製剤）				
製品名（会社名）	ソルデム 3（テルモ）	ソルデム 3A（テルモ）	ソルデム 3AG（テルモ）	ソリタ-T3号（味の素ファルマ）	ソリタ-T3号G（味の素ファルマ）
ブドウ糖（%）	2.7	4.3	7.5	4.3	7.5
電解質（mEq/L） Na^+	50	35	35	35	35
K^+	20	20	20	20	20
Mg^{2+}	−	−	−	−	−
Cl^-	50	35	35	35	35
Lac^-	20	20	20	20	20
P(mmol/L)	−	−	−	−	−
浸透圧比（約）	0.9	1	2	1	2
熱量（kcal/L）	108	172	300	172	300

分類	3号液製剤（維持液製剤）	4号液製剤（術後回復液製剤）			
製品名（会社名）	フィジオ 35（大塚）	ソルデム 4（テルモ）	ソルデム 5（テルモ）	ソルデム 6（テルモ）	ソリタ-T4号（味の素ファルマ）
ブドウ糖（%）	10	2.7	3.75	4	4.3
電解質（mEq/L） Na^+	35	60	30	30	30
K^+	20	10	8	−	−
Mg^{2+}	3	−	−	−	−
Cl^-	38	50	28	20	20
Lac^-	Ace^- 20	20	10	10	10
P(mmol/L)	−	−	−	−	−
浸透圧比（約）	2〜3	0.9	0.9	0.9	1
熱量（kcal/L）	400	108	150	160	172

Ace^-：酢酸イオン

mEq/mL に調製されている．これらの添加用電解質製剤を直接静脈内に急速投与すると，局所の電解質が高濃度となるため，絶対に原液のまま，急速静脈内投与を行ってはならない．KCl 液では心停止を起こすおそれがあるので慎重に投与する必要がある．K^+濃度を 40 mEq/L 以下に希釈し，投与速度は K^+として 20 mEq/hr を超えてはならない．アシドーシスを補正するためのアルカリ化剤には，乳酸ナトリウム液，$NaHCO_3$ 液があり，5% ブドウ糖液などで希釈して使用する．

表 3.4 単純電解質液製剤

分類	ナトリウム剤				カリウム剤	
製品名(会社名)	塩化ナトリウム注1モルシリンジ「テルモ」(テルモ)	補正用塩化ナトリウム液(大塚)	大塚生食注10%(大塚)	コンクライト-Na(ニプロ)	KCl注20 mEqシリンジ「テルモ」(テルモ)	1モル塩化カリウム液「シミズ」(味の素ファルマ)
電解質(mEq/L) Na$^+$	1000	1700	1710	2500	–	–
K$^+$	–	–	–	–	1000	1000
Ca^{2+}	–	–	–	–	–	–
Mg^{2+}	–	–	–	–	–	–
Cl$^-$	1000	1700	1710	2500	1000	1000
陰イオン	–	–	–	–	–	–
浸透圧比(約)	7	7	11	16	6	7

分類	カリウム剤			カルシウム剤		マグネシウム剤
製品名(会社名)	補正用塩化カリウム液(大塚)	K.C.L.点滴液15%(丸石)	アスパラカリウム注10 mEq(田辺)	塩化カルシウム注20 mEqシリンジ「テルモ」(テルモ)	コンクライト-Ca(ニプロ)	硫酸マグネシウム注20 mEqシリンジ「テルモ」(テルモ)
電解質(mEq/L) Na$^+$	–	–	–	–	–	–
K$^+$	1000	2000	1000	–	–	–
Ca^{2+}	–	–	–	1000	1000	–
Mg^{2+}	–	–	–	–	–	1000
Cl$^-$	1000	2000	–	1000	1000	–
陰イオン	–	–	Asp$^-$ 1000	–	–	SO$_4^{2-}$ 1000
浸透圧比(約)	7	14	6	5	5	2

分類	マグネシウム剤		リン剤		
製品名(会社名)	コンクライト-Mg(ニプロ)	補正用硫酸マグネシウム液(大塚)	リン酸2カリウム注20 mEqシリンジ「テルモ」(テルモ)	コンクライト-PK(ニプロ)	補正用リン酸二カリウム液(大塚)
電解質(mEq/L) Na$^+$	–	–	–	–	–
K$^+$	–	–	1000	1000	1000
Ca^{2+}	–	–	–	–	–
Mg^{2+}	1000	1000	–	–	–
Cl$^-$	–	–	–	–	–
陰イオン	SO$_4^{2-}$ 1000	SO$_4^{2-}$ 1000	HPO$_4^{2-}$ 1000	HPO$_4^{2-}$ 1000	HPO$_4^{2-}$ 1000
浸透圧比(約)	2	2	4	4	4

Asp$^-$：L-アスパラギン酸イオン

表 3.4 に単純電解質液の市販製剤の一覧表を示す．

3 血漿増量剤

　血漿増量剤は膠質液製剤ともいわれ，アルブミンなどの血液製剤と同じく，血管内に分布して

血管内の水分を増量するために
膠質液製剤を投与

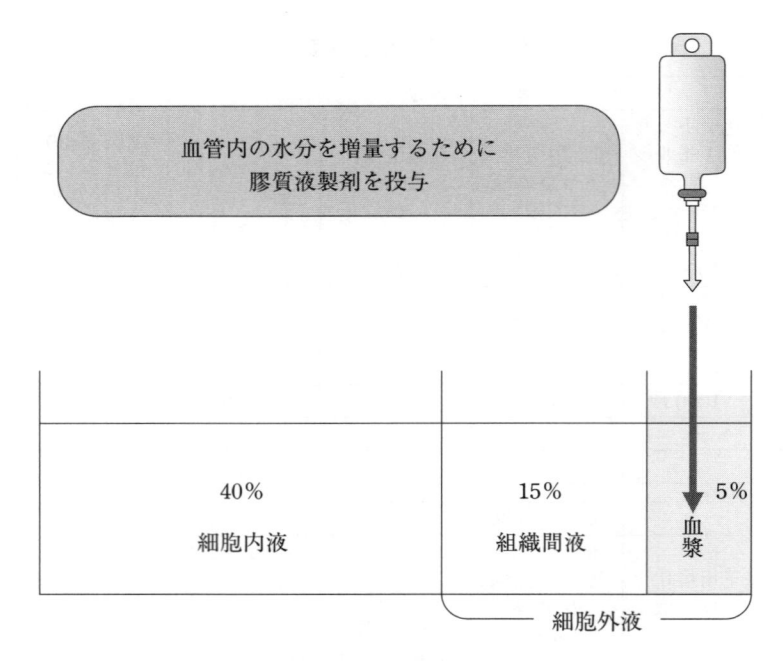

40% 細胞内液　　15% 組織間液　　5% 血漿
細胞外液

図 3.6　血漿増量剤

血管内の水分を増量する（図 3.6）．急激な出血などでリンゲル液などの等張性電解質輸液だけで循環血液量を維持することが難しい場合や，心臓手術などの体外循環灌流液として用いられる．低分子デキストラン製剤に含まれるデキストランは水溶性高分子のブドウ糖ポリマーで，低分子でも分子量 40,000 の大きな物質である．浸透圧は血漿の約 4 倍あり，強力な循環血漿量増量作用を有している．なお，ヒドロキシエチルデンプン（HES）は，デンプンの一種であるアミロペクチンでできている．表 3.5 に血液増量剤の市販製剤の一覧表を示す．

4　浸透圧輸液製剤

血漿増量剤と同じく，血管内の浸透圧を上昇させるものとしてマンニトール製剤やグリセリン製剤などの浸透圧利尿剤がある．マンニトールは，腎糸球体でろ過されるが尿細管で再吸収されないため，利尿作用を示す．脳圧亢進による脳浮腫と急性腎不全の初期治療に用いられる．大量に投与を続けると心不全や肺水腫を起こすことがあるので，注意が必要である．表 3.6 に浸透圧輸液の市販製剤の一覧表を示す．

5　栄養輸液製剤　（→第 4 章で詳述する）

表 3.5 血漿増量剤

分類	デキストラン 40			ヒドロキシエチルデンプン	
製品名 (会社名)	低分子デキストラン糖注 (テルモ)	低分子デキストラン L 注 (大塚)	サヴィオゾール (大塚)	サリンヘス (フレゼニウスカービジャパン)	ヘスパンダー (フレゼニウスカービジャパン)
糖質（%）	G(5), D40(10)	D40(10)	D40(3)	H(6)	G(1), H(6)
電解質 (mEq/L) Na$^+$	−	130	130	154	105.6
K$^+$	−	4	4	−	4
Ca^{2+}	−	3	3	−	2.7
Cl$^−$	−	109	109	154	92.3
Lac$^−$	−	28	28	−	20
浸透圧比（約）	1	1	1	1	1

G：ブドウ糖，D40：デキストラン 40，H：ヒドロキシエチルデンプン，Lac$^−$：乳酸イオン

表 3.6 浸透圧輸液製剤

分類	マンニトール		グリセリン
製品名 (会社名)	マンニット T 注 15% (テルモ)	20% マンニトール注射液「コーワ」 (興和創薬)	グリセオール注 (中外)
有効成分（%）	M(15)	M(20)	Gly(10), F(5)
電解質 (mEq/L) Na$^+$	−	−	154
Cl$^−$	−	−	154
浸透圧比（約）	3	5	7

M：D-マンニトール，Gly：濃グリセリン，F：果糖

3.2　維持輸液と欠乏輸液

がんなどの疾患によって体液のバランスを維持できない場合には，生命維持に必要な水分や物質を補給する**維持輸液**が必要であり，下痢や出血のように急激な体液喪失には，欠乏した水や電解質を補給する**欠乏輸液**が必要となる．したがって，維持輸液と欠乏輸液を組み合わせて使用することが輸液療法の基本となる．

それでは，下痢や出血で急激に水分や電解質が喪失してしまった場合には，どうすればよいのだろうか．1～2 日で体重が大幅に減少したときは，脂肪の代謝による体重減少とは考えにくいため，下痢や出血などによる体液減少と考えられる．しかし，通常，欠乏した水分，電解質，ビタミン，微量元素の量を正確に見極めるのは非常に難しい．特に，患者がショックや意識喪失で運ばれてきたような場合には，通常の体重が不明であるため，身体所見，検査所見，病歴等を総合的に判断する必要がある．水分欠乏量を推定する方法には，体重，ヘマトクリット値，血清 Na$^+$ 濃度などが用いられ，正常時には体の保水量が体重の 60%，ヘマトクリット値が 45%，血清 Na$^+$ 濃度が 140 mEq/L であることから算出している．すなわち，高張性脱水か低張性脱水か

によって算出される欠乏水分量にバラツキが生じるため，注意が必要となる．また，欠乏した水分を補充する場合には，心肺機能への過負荷などを軽減するために欠乏量の1/2〜1/3（安全係数）を1日で投与する．そして，輸液療法開始後には，身体所見や検査所見を経時的に観察し，輸液の組成や量を補正して患者個々の状態に合わせた輸液療法を行うことが重要である（表3.7）．

表 3.7 輸液の 1 日投与量

```
輸液量 ＝ 維持輸液 ＋ 欠乏量輸液 × 1/2〜1/3（安全係数）
```
- 維持輸液とは，生理的に必要なものの補充
  維持輸液量＝3号液　約2,000 mL　（水 2,000 mL，Na 70 mEq，K 40 mEq，Glu 80〜200 g）
  　　　　　　　　＋異常喪失体液分
  　　　※　ただし，腎不全，ネフローゼ，心不全，肝不全などのない人
- 欠乏量輸液とは，欠乏した体液の補充
  　　　※　欠乏輸液量は状況次第で，急激な欠乏がなければ0となる．

（杉田学：輸液療法の進め方ノート　体液管理の基本から手技・処方までのポイントがわかる実践マニュアル，p.18，羊土社，2003）

3.3　脱水時の輸液製剤の使い分け

水欠乏性脱水は，食事や水分の摂取ができない状態が続いたり，高温による大量の汗をかいた時に起こり，このような時は，細胞内液まで水を補給できる維持輸液や5％ブドウ糖液を投与する．嘔吐や下痢や出血によってNa^+が喪失するナトリウム欠乏性脱水の場合には，主に細胞外液を補充する目的で乳酸リンゲル液，酢酸リンゲル液，生理食塩液が投与される（図3.7）．

```
水分欠乏性脱水                    ナトリウム欠乏性脱水
  症　状                              症　状
口渇・尿量減少                    倦怠・頭痛・食欲不振
不安・興奮                        立ちくらみ・悪心嘔吐
                                  昏睡・血圧低下

  治　療                              治　療
3号液（維持液）                   リンゲル液
5％ブドウ糖液                     乳酸リンゲル液
                                  酢酸リンゲル液
                                  生理食塩液
```

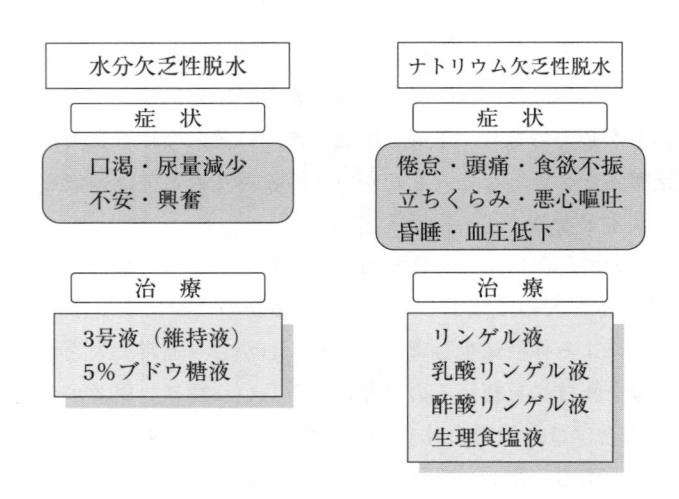

図 3.7　脱水症の輸液

参考文献

1) 杉田　学：輸液療法の進め方ノート　体液管理の基本から手技・処方までのポイントがわかる実践マニュアル，羊土社，2003
2) 和田　攻，大久保昭行　他：第一線医師・研修医・コメディカルのための新・輸液ガイド　すぐ役立つ手技・手法のすべて，文光堂，2007
3) 飯野靖彦：一目でわかる輸液　第2版，メディカル・サイエンス・インターナショナル，2003
4) 飯野靖彦：一目でわかる水電解質　第2版，メディカル・サイエンス・インターナショナル，2005
5) 杉浦伸一，鍋島 俊隆：症例から学ぶ輸液療法 — 基礎と臨床応用，じほう，2007
6) 飯野靖彦：輸液・栄養読本［水・電解質輸液編］，大塚製薬工業，2008
7) 西森茂樹：輸液療法の基礎，薬局，vol.55，pp.3-10，南山堂，2004
8) 中川義人：電解質輸液製剤，薬局，vol.55，pp.17-26，南山堂，2004

演 習 問 題

次の文の正誤について判別し，○×で答えよ．

1. リンゲル液を投与する場合，Cl^- の過剰による代謝性アシドーシスを防止するために重炭酸イオンを添加する．
2. 乳酸リンゲル液中の乳酸ナトリウムは，肝臓で代謝されて重炭酸イオンとなる．
3. 塩化カリウム注射液は，投与速度を K^+ として 20 mEq/hr 以下とする．
4. 生理食塩液はもっとも単純な組成の輸液剤であり，細胞内液，外液の補充ができる．
5. 低張性電解質輸液3号液は電解質濃度が低く，水分補給を目的とした製剤で，K^+ を含まないのが特徴である．

正解と解説

1. （×）リンゲル液に HCO_3^- を添加すると，リンゲル液中の Ca^{2+} と反応して不溶性の炭酸カルシウムが生じる．アルカリ化には，乳酸塩もしくは酢酸塩を使用する．
2. （○）
3. （○）
4. （×）生理食塩液の Na^+ は，細胞膜を透過することができないため，細胞内液を補充することはできないが，有効的に循環血漿量を増加させることができる．
5. （×）低張性電解質輸液3号液は維持液とも呼ばれ，1日に必要とされる水・電解質（Na^+ 約 40 mEq/L，K^+ 約 20 mEq/L），ブドウ糖（40～50 g/L）が配合され，細胞内液・外液にほぼ等しく水分を補充する．

第4章
栄養輸液製剤

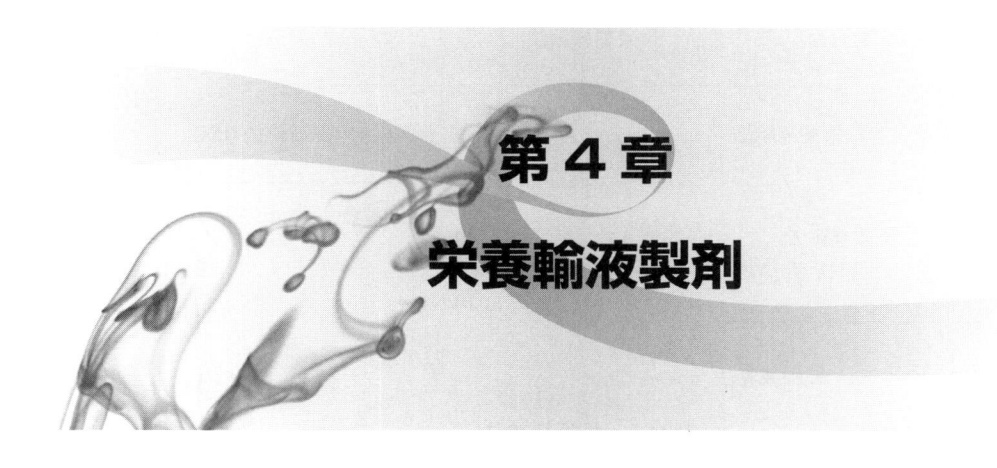

4.1 栄養輸液製剤とは

　静脈内への液体・栄養投与の歴史は17世紀に遡る[1]．1616年，W. Harveyによりヒトの血液循環が発見された後，犬の静脈内に植物から作製した薬液，血液などを注入する試みが行われていた．しかしながら，無菌操作技術の確立はもちろんのこと，細菌の存在もわかっておらず，血液型などの知識もなく，必ずしも良い結果は得られなかった．

　ブドウ糖が輸液としてヒトに初めて投与されたのは19世紀末である．その後，20世紀になり，ブドウ糖輸液の有用性が証明されるようになった．タンパク質の静脈内投与が行われたのは19世紀中頃である．20世紀中頃にアミノ酸の精製技術が発達したのを契機に，アミノ酸製剤の輸液投与法が広まった．1965年には，アミノ酸製剤の基準として国際連合食糧農業機関FAO/WHO基準が定められた．脂質を初めて静脈内投与したのは，1679年のCourtenであるとされている．脂質の静脈内投与の有効性が明らかにされたのは20世紀に入ってからである．

　ヨーロッパでは，エネルギー源の中心として脂肪乳剤を用いることで，栄養輸液療法が発達してきたのに対し，米国では，ブドウ糖を主要なエネルギー源として利用してきた．わが国においては，米国の影響を大きく受けたことはいうまでもない．

　栄養障害に陥っている患者，あるいは栄養障害に陥るリスクが高い患者では，栄養補給が必要になる．たとえば，手術などの侵襲が加わり，エネルギー需要が増加している患者では，栄養障害に陥るリスクが高まっている．栄養補給法の分類を図4.1に示した．生体に栄養を補給する方法には，経消化管的栄養補給法，すなわち**経腸栄養法 enteral nutrition（EN）**と，**経静脈的栄養法 parenteral nutrition（PN）**の2つがある．経腸栄養法には，経口投与法と経管栄養法 tube feeding がある．経静脈的栄養法は，**末梢静脈栄養法 peripheral parenteral nutrition（PPN）**と**中心静脈栄養法 total parenteral nutrition（TPN）**に大別される．なお，intravenous hyperalimentation（IVH）という用語はTPNと同義で用いることが多いが，最近はTPNという用語を用いる傾向にある．

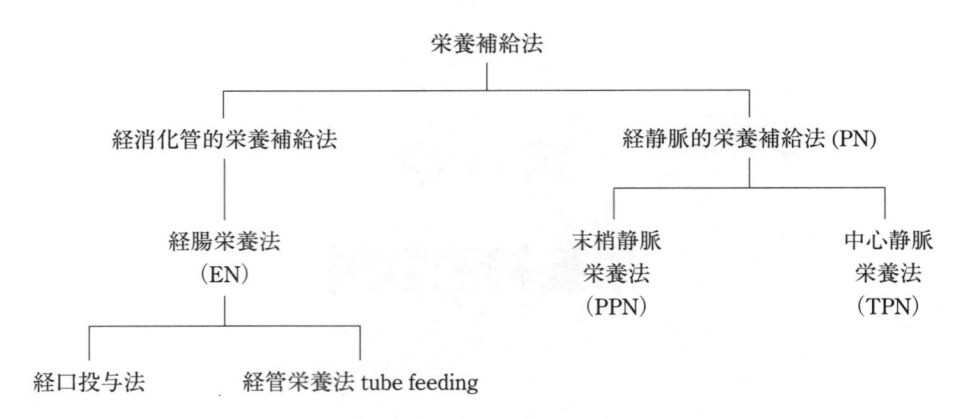

図 4.1 栄養補給法

アメリカ静脈経腸栄養学会（ASPEN）が発表した，栄養投与経路の選択に関する考え方[2]]を図 4.2 に示した．食事によって必要な栄養量を満たすことができない患者に，栄養療法が適応となる．その際，できるだけ生理的で安全な方法を選択することが原則である．最初に，消化管が使えるか否か，すなわち可能な限り EN を用いることを考慮する．EN の適応が困難な場合に PN が適応となるが，PN 施行中であっても，常に，EN の併用あるいは EN への切り替えを考慮する．一般に，PN において投与期間が 2 週間以上の長期間にわたる場合は TPN，2 週間未満の場合には PPN を選択する．

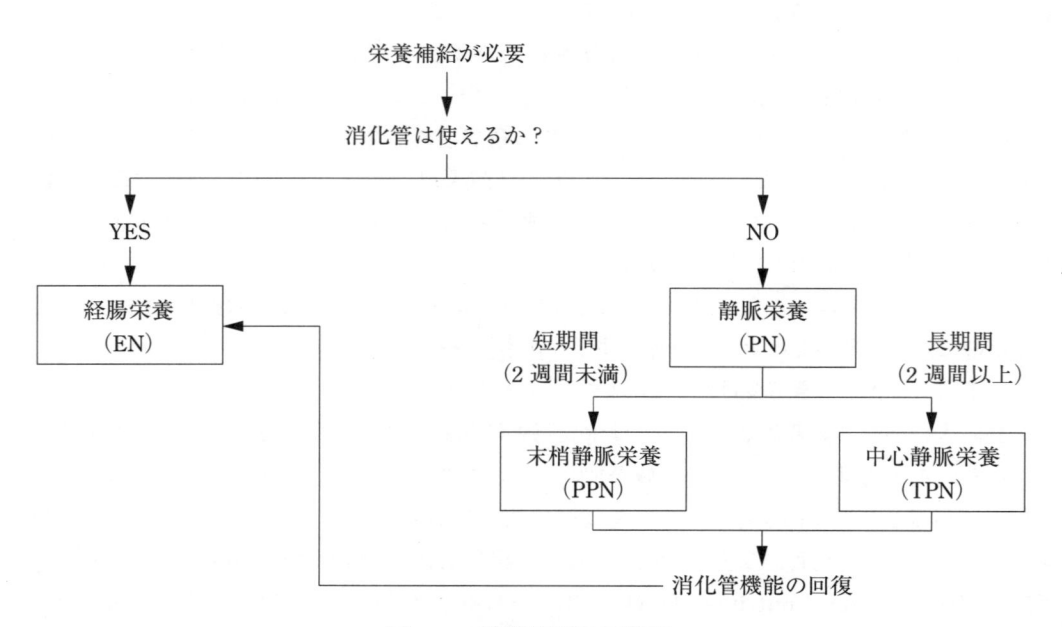

図 4.2 栄養管理法の選択

以下，糖質輸液製剤，アミノ酸輸液製剤，脂肪乳剤製剤，末梢静脈栄養輸液製剤，高カロリー輸液製剤，ビタミン製剤，微量元素製剤の順に解説する．

4.2 糖質輸液製剤

　輸液剤に使用する糖質には，単糖類のブドウ糖，果糖，キシリトール，二糖類のマルトースなどがある（表4.1）．これらのうち，ブドウ糖は糖代謝の中心であり，エネルギー源としての利用効率が高いことから，栄養輸液におけるエネルギー源として広く用いられている．

1 ブドウ糖輸液製剤

　ブドウ糖輸液は5％から70％までの製剤がある．5％ブドウ糖製剤は脱水症，特に水欠乏時の水分補給目的で投与するのに対し，10〜70％ブドウ糖製剤はエネルギー補給を目的として投与する．PPN製剤ではブドウ糖濃度は7.5〜10％程度に調整する．これ以上の濃度では，血管痛や静脈炎の発生が問題になる．一方，TPN製剤では15〜25％程度である．

　高度腎不全患者に対するエネルギー補給の場合，50〜70％の高濃度ブドウ糖輸液を中心静脈から投与する場合がある．腎不全では，乏尿，敗血症，多臓器不全を合併することが多い．乏尿状態では投与水分量の厳密な管理が必要になり，敗血症や多臓器不全を合併した状態では異化亢進に伴い，エネルギー需要が著明に上昇する．いずれの場合も少ない液量で大量の熱量を補給する必要がある．

表4.1　輸液に用いられる糖質の種類と特徴

分類	単糖類			二糖類
	6炭糖		5炭糖	ブドウ糖＋ブドウ糖
糖質	ブドウ糖 Glucose	果糖 Fructose	キシリトール Xylitol	マルトース Maltose
分子式	$C_6H_{12}O_6$	$C_6H_{12}O_6$	$C_5H_{12}O_5$	$C_{12}H_{22}O_{11} \cdot H_2O$
分子量	180.16	180.16	152	360.32
特徴	基本的な糖質 還元性あり アミノ酸との配合でメイラード反応を起こす	果物や砂糖の成分として日常的に摂取 還元性あり アミノ酸との配合でメイラード反応を起こす	キシロースの糖アルコール 還元性なし アミノ酸との配合可能	日常的に摂取 同一モル濃度で2倍のエネルギー投与可能
細胞内への取込み	インスリン依存性 （肝臓，脳，赤血球を除く）	インスリン非依存性		
血糖上昇作用	あり	ほとんどない		
代謝	早い 全身で代謝 熱源としての利用率が高い	早い 主に肝臓で代謝	穏やか 主に肝臓で代謝	穏やか 主に腎で代謝 ブドウ糖となり利用

2 その他の糖質輸液製剤

ブドウ糖以外に，果糖，キシリトール，マルトースを使用する．

果糖は主に肝臓で代謝され，血中からの消失はブドウ糖より速いとされる．組織への取り込みにインスリンを必要とせず，血糖値にもほとんど影響を及ぼさないため，糖尿病・糖尿病状態時のエネルギー補給を目的に，濃度5％で投与する．

キシリトールはD-キシロースの糖アルコールである．果糖と同様にインスリン非依存性の糖質であり，ペントースリン酸回路を経て解糖系に入り，主に肝臓で代謝される．糖尿病・糖尿病状態時の水・エネルギー補給を目的に，5〜10％製剤として投与する．

マルトースはブドウ糖2分子が結合した二糖類で，体内に入ってからブドウ糖に変換される．ブドウ糖と同一のモル濃度で2倍のエネルギーを投与できること，組織への取り込みがインスリン非依存的であることなどが特徴である．糖尿病および術中・術後で非経口的に水・エネルギーを補給する場合に，10％製剤として投与する．

3 投与速度

その栄養素が十分に代謝されることを考慮して投与速度を設定する．一般的にはブドウ糖，果糖の投与速度は 0.5 g/kg/時間 以下，キシリトール，マルトースは 0.3 g/kg/時間 以下である[3]．これ以上の速度で投与すると，血中濃度上昇や，尿中排泄量増加が問題になることがある．

4.3 アミノ酸輸液製剤

1 高濃度アミノ酸製剤

現在まで様々な組成が提唱され，製剤が開発されている．1965年に提唱されたFAO/WHO基準*は，鶏卵や人乳のアミノ酸組成に近づけ，必須アミノ酸/非必須アミノ酸比（E/N比）を約1とした基準である．その後，1980年にわが国で静脈栄養用アミノ酸輸液（TEO）基準が作られた．この基準では，E/N比の向上（1.0→1.4），BCAA増量（約30％），生体にとって過量で有害になるアミノ酸を減量するなどの配慮がなされた．

現在市販されている高濃度アミノ酸製剤におけるアミノ酸濃度は10％程度である（表4.2）．FAO/WHO基準に基づく製剤2種類，TEO基準に基づく製剤3種類が市販されている．TEO基準に基づくアミノ酸製剤は侵襲時に適する．

---

*FAO：国際連合食糧農業機関　WHO：世界保健機関

表 4.2 高濃度アミノ酸製剤

分類		TEO 基準			FAO/WHO 基準	
製品名 (会社名)		アミパレン (大塚)	アミニック (味の素ファルマ)	アミゼットB (テルモ/田辺)	モリプロンF (味の素ファルマ)	プロテアミン12 (テルモ)
液量 (mL)		200, 300, 400	200	200, 300, 400	200	200
アミノ酸 (g/100 mL)	L-ロイシン	1.4	1.29	1.35	1.25	1.138
	L-イソロイシン	0.8	0.91	0.85	0.56	0.597
	L-バリン	0.8	1.4	0.9	0.45	0.69
	L-リジン	1.05	1.0	0.8	0.88	0.784
	L-トレオニン	0.57	0.75	0.48	0.65	0.504
	L-トリプトファン	0.2	0.13	0.16	0.13	0.187
	L-メチオニン	0.39	0.44	0.39	0.35	0.433
	L-フェニルアラニン	0.7	0.7	0.77	0.935	0.974
	L-アルギニン	1.05	0.9	1.11	0.79	1.23
	L-ヒスチジン	0.5	0.5	0.47	0.6	0.522
	L-システイン	0.1	0.035	0.1	0.1	−
	L-シスチン	−	−	−	−	0.023
	L-チロジン	0.05	0.04	0.05	0.035	0.057
	L-アラニン	0.8	0.71	0.86	0.62	0.821
	L-プロリン	0.5	0.5	0.64	0.33	1.568
	L-セリン	0.3	0.17	0.42	0.22	0.467
	グリシン	0.59	0.7	0.55	1.07	1.568
	L-アスパラギン酸	0.1	0.1	0.05	0.38	0.202
	L-グルタミン酸	0.1	0.05	0.05	0.65	0.102
電解質 (mEq/L)	Na^+	約 2	< 2.9	−	< 1.5	約 150
	Cl^-	−	−	−	−	約 150
	$Acetate^-$	約 120	約 80	−	約 60	−
総遊離アミノ酸濃度 (%)		10.0	10.0	10.0	10.0	11.4
総窒素含有量 (g/100 mL)		1.57	1.52	1.56	1.52	1.815
分岐鎖アミノ酸含有率 (w/w%)		30.0	35.9	31.0	22.6	21.3
E/N 比		1.44	1.71	1.33	1.09	0.88
pH		6.5 〜 7.5	6.8 〜 7.8	6.1 〜 7.1	5.5 〜 6.5	5.7 〜 6.7
浸透圧比		約 3	約 3	約 3	約 3	約 5

2 病態別特殊アミノ酸製剤

一覧を表 4.3 に示した．肝性脳症改善アミノ酸製剤としてアミルバン®とモリヘパミン®の 2 種類が市販されている．いずれも慢性肝障害時における脳症の改善を目的としている．肝不全状態では，筋肉で代謝される BCAA の濃度は低下し，肝臓で代謝される芳香族アミノ酸や含硫アミノ酸の濃度は上昇する．したがって，肝不全時に使用するアミノ酸製剤は Fischer 比*を高めた組成となっている[4]．BCAA 含有率は 35 % 程度，Fischer 比は 37.05，54.13 と高めに設定され

---

*Fischer 比とは，フェニルアラニンとチロシンの合計に対する BCAA のモル比である．肝機能正常者では 3 以上であり，肝不全患者では 1 以下である．

表 4.3 病態別特殊アミノ酸製剤

分類		肝性脳症改善アミノ酸製剤		腎不全用アミノ酸製剤	
製品名 （会社名）		アミノレバン （大塚）	モリヘパミン （味の素ファルマ）	キドミン （大塚）	ネオアミユー （味の素ファルマ）
液量（mL）		200, 500	200, 300, 500	200, 300	200
アミノ酸 (g/100 mL)	L-ロイシン	1.1	0.945	1.4	1
	L-イソロイシン	0.9	0.92	0.9	0.75
	L-バリン	0.84	0.89	1.0	0.75
	L-リジン	0.61	0.395	0.505	0.497
	L-トレオニン	0.45	0.214	0.35	0.25
	L-トリプトファン	0.07	0.07	0.25	0.25
	L-メチオニン	0.1	0.044	0.3	0.5
	L-フェニルアラニン	0.1	0.03	0.5	0.5
	L-アルギニン	0.605	1.537	0.45	0.3
	L-ヒスチジン	0.235	0.31	0.35	0.25
	L-システイン	0.03	−	0.1	0.025
	L-チロジン	−	0.04	0.05	0.5
	L-アラニン	0.75	0.84	0.25	0.05
	L-プロリン	0.8	0.53	0.3	0.2
	L-セリン	0.5	0.26	0.3	0.1
	グリシン	0.9	0.54	−	0.15
	L-アスパラギン酸	−	0.02	0.1	0.025
	L-グルタミン酸	−	−	0.1	0.025
電解質 (mEq/L)	Na^+	約 15	約 3	約 2	約 2
	$Cl^−$	約 95	−	−	−
	$Acetate^−$	−	約 100	約 45	約 47
総遊離アミノ酸濃度（%）		7.99	7.47	7.21	5.9
総窒素含有量（g/100 mL）		1.22	1.318	1.0	0.81
分岐鎖アミノ酸含有率（w/w %）		35.5	36.9	45.8	42.37
Fischer 比		37.05	54.13	7.89	5.98
E/N 比		1.09	0.83	2.6	3.21
pH		5.5〜6.5	6.6〜7.6	6.5〜7.5	6.6〜7.6
浸透圧比		約 3	約 3	約 2	約 2

ている．

アミノレバン®の pH は 5.5〜6.5 とやや酸性側に調整されている．この理由は次のように説明できる．

肝性脳症の原因となるアンモニアは，生体内ではイオン型と分子型の混合型として存在している．

$$NH_4^+ \rightleftarrows H^+ + NH_3$$

$$pH = pK_a + \log [NH_3]/[NH_4^+] \quad (アンモニアの pK_a = 9.25)$$

NH_4^+ は NH_3 に比べて細胞膜を通過しにくいことから，血液脳関門の透過性は低く，また，腎尿細管での再吸収を受けにくいと考えられる．したがって，pH をやや酸性側に調整してイオン型の割合を増加させると，肝性脳症や高アンモニア血症の予防に有用であると考えられている．

腎不全用アミノ酸製剤としてキドミン®とネオアミユー®の2種類が市販されている．低タン

パク血症状態・低栄養状態・手術前後における急性・慢性腎不全時のアミノ酸補給を目的として投与する．腎不全状態では必須アミノ酸，特に BCAA が低下し，また，尿素の腎排泄が減少する．その結果，BUN 値が上昇するため，BCAA 補給，BUN 低下を目的とし，必須アミノ酸，特にBCAA 含有量を高めたアミノ酸製剤を投与する必要がある．総窒素含有量は低めに，BCAA 含有量は 40％ 以上と高めに設定し，E/N 比も 2.6〜3.2 と高い．なお，腎不全用アミノ酸製剤は，肝性昏睡・高アンモニア血症・先天性アミノ酸代謝異常には禁忌である．

3　投与速度

アミノ酸の投与速度は，アミノ酸製剤の再評価の結果（昭和 54 年薬発第 144 号）により，1 時間当たり 10 g 前後とされている．投与速度がこれより速すぎると，悪心・嘔吐などの副作用が出現することがある．

4　亜硫酸塩による配合変化

亜硫酸塩は酸化防止目的で，注射剤や輸液剤に配合されている．その他にも，果糖を含む電解質輸液，カテコールアミン類，アミノグリコシド系抗菌薬など多くの注射剤に亜硫酸塩が含まれている．アミノ酸輸液製剤には，亜硫酸塩としてピロ亜硫酸ナトリウム（$Na_2S_2O_5$），亜硫酸水素ナトリウム（$NaHSO_3$），亜硫酸ナトリウム（Na_2SO_3）が用いられている．アミノ酸輸液製剤に亜硫酸塩を添加する目的は表 4.4 の通りである．

亜硫酸塩に不安定な薬物には，ビタミン B_1，フルオロウラシル，$β$-ラクタム系抗菌薬，ガベキサートメシル酸塩，ナファモスタットメシル酸塩，シスプラチンなどがある．亜硫酸塩には，ジスルフィド結合の切断，エステル結合の加水分解，$β$-ラクタム環の加水分解などの作用がある．

表 4.4　亜硫酸塩を添加する理由

酸化防止	亜硫酸塩自身が酸化されて硫酸ナトリウム Na_2SO_4 になる際に酸素を消費するため，酸素に不安定な薬物を酸化から保護する．トリプトファンやシステインは酸化されやすいため，これらを酸化から保護する目的で添加する．
分解物の生成と着色の防止	還元糖を含む輸液製剤において，糖分解物の重合による着色を防止する．
メイラード反応の抑制	メイラード反応の最終産物であるメラノイジン（褐色）の生成を抑制する．

4.4　脂肪乳剤製剤

1　脂肪乳剤製剤の投与目的

　脂肪乳剤はエネルギー補給と必須脂肪酸補給を目的として投与される．糖質のみでエネルギー補給すると，高血糖やインスリン分泌亢進に伴う脂肪合成が進み，脂肪肝の原因になることがある．そこで，エネルギー源として脂肪乳剤を併用することで，これらの副作用を軽減することが可能になる．脂質投与量は総投与熱量の 20～30％ 程度とする．

2　脂肪乳剤製剤の種類と特徴

　脂肪乳剤の原料として使用するダイズ油の脂肪酸組成は，リノール酸 50％，オレイン酸 20％ 程度である．長鎖脂肪酸の中でリノール酸，α-リノレン酸，アラキドン酸は必須脂肪酸であり，細胞膜やホルモン，プロスタグランジンなどの生合成原料として利用される．脂肪乳剤を併用せずに栄養輸液療法を開始した場合，2 週間程度で必須脂肪酸欠乏症が発症するといわれている．必須脂肪酸補給目的で投与する場合，脂質投与量は，投与熱量の 2～4％ 程度とする．

　脂肪乳剤には 10％ と 20％ の製剤がある（表 4.5）．乳化剤として卵黄レシチン，等張剤としてグリセロールが配合された o/w 型の乳剤である．浸透圧比は約 1 に調整されている．平均粒子径は 0.2 μm を超える（最大粒子径は 1 μm 以下）ため，通常のインラインフィルター（孔径 0.2 μm）を通過することはできない．脂肪乳剤を投与する際は，他剤との配合を避け，フィルターを通さずに末梢静脈から点滴投与する．

表 4.5　脂肪乳剤

製品名 （会社名）		イントラリポス （大塚）		イントラリピッド （テルモ）		イントラファット （日本製薬 / 武田）	
成　分 (w/v％)	ダイズ油	10	20	10	20	10	20
	卵黄レシチン	1.2		1.2		1.2	
	グリセリン	2.2		2.25		2.5	2.25
pH		6.5～8.5		6.5～8.5		6.5～8.0	6.5～8.5
浸透圧比		約 1		約 1		約 1	
液　量（mL）		250	50,100,250	100	100,250	200,500	100,250
熱　量（kcal/100 mL）		約 275	約 200	約 110	約 200	約 110	約 200

3　投与速度

　脂肪乳剤をエネルギー源として利用するためには，脂肪が加水分解される必要がある．投与速

度が速いと脂肪粒子が血中に滞留してしまうため，通常，0.1 g/kg/時間程度[5]でゆっくりと投与する．添付文書には，20％製剤では「1日250 mLを3時間以上かけて点滴静注する」よう指示されている．

4 使用上の注意

a）ワルファリンとの相互作用

ダイズ油は微量のビタミン K_1 を含有し，これがワルファリンの作用を減弱させるおそれがある．したがって，ワルファリンと脂肪乳剤は併用注意となっている．

b）その他

可塑剤としてDEHP〔di-(2-ethylhexyl)phthalate；フタル酸ジ-(2-エチルヘキシル)〕を含有するポリ塩化ビニル製輸液セットを使用した場合，DEHPが溶出するおそれがあるので使用を避けること．また，接合部がポリカーボネート製の輸液セットを使用した場合，接合部のひび割れが発生する可能性があるので注意が必要である．

4.5 末梢静脈栄養輸液製剤

PPN製剤は，通常，投与期間が2週間以内の場合に使用する．高濃度糖加維持液の電解質組成を表4.6に示した．糖濃度は7.5％から12.5％までの製剤があり，電解質組成は低張電解質輸液の維持液（3号輸液）に準じる．末梢静脈から糖質でエネルギーを補給する場合に使用する．糖質濃度が10％以上になると，浸透圧比が上昇し，静脈炎を起こしやすくなる．

糖・アミノ酸加総合電解質輸液の組成を表4.7に示した．糖質，電解質，アミノ酸をさまざまに組み合わせた製剤があり，最近は，糖・電解質・アミノ酸輸液にビタミン B_1 を配合したPPN製剤（図4.3）も市販されている．ダブルバッグ製剤は，糖・電解質液とアミノ酸液とに分けられており，使用時に隔壁を開通し上室液と下室液を混合して投与する．隔壁の開通忘れを防止するため，各社さまざまな工夫をしている．

表 4.6 高濃度糖加維持液

製品名 (会社名)		ソリタ T3 号 G (味の素ファルマ)	ソルデム 3AG (テルモ)	KN 補液 MG3 号 (大塚)	フィジオゾール・3 号 (大塚)
液　量 (mL)		200, 500	200, 500	200, 500	500
電解質 (mEq/L)	Na⁺	35	35	50	35
	K⁺	20	20	20	20
	Mg²⁺	—	—	—	3
	Cl⁻	35	35	50	38
	Lactate⁻	20	20	20	20
糖質濃度 (%)*		G 7.5	G 7.5	G 10.0	G 10.0
pH		3.5〜6.5	5.0〜6.5	3.5〜7.0	4.0〜5.2
浸透圧比		約 2	約 2	約 3	約 2〜3

*G はグルコース

製品名 (会社名)		フィジオ 35 (大塚)	ソルデム 3PG (テルモ)	トリフリード (大塚)	ソリタックス H (味の素ファルマ)
液　量 (mL)		250, 500	200, 500	200, 500, 1000	500
電解質 (mEq/L)	Na⁺	35	40	35	50
	K⁺	20	35	20	30
	Ca²⁺	5	—	5	5
	Mg²⁺	3	—	5	3
	Cl⁻	28	40	35	48
	Lactate⁻	—	20	—	20
	Acetate⁻	20	—	6	—
	Citrate⁻	—	—	14	—
	Gluconate⁻	5	—	—	—
P (mmol/L)		10	8	10	10
Zn (μmol/L)		—	—	5	—
糖質濃度 (%)*		G 10.0	G 10.0	GFX 10.5	G 12.5
pH		4.7〜5.3	4.0〜6.0	4.5〜5.5	5.7〜6.5
浸透圧比		約 2〜3	約 3	約 2.6	約 3

*G はグルコース，GFX はグルコース：フルクトース：キシリトール＝ 4：2：1

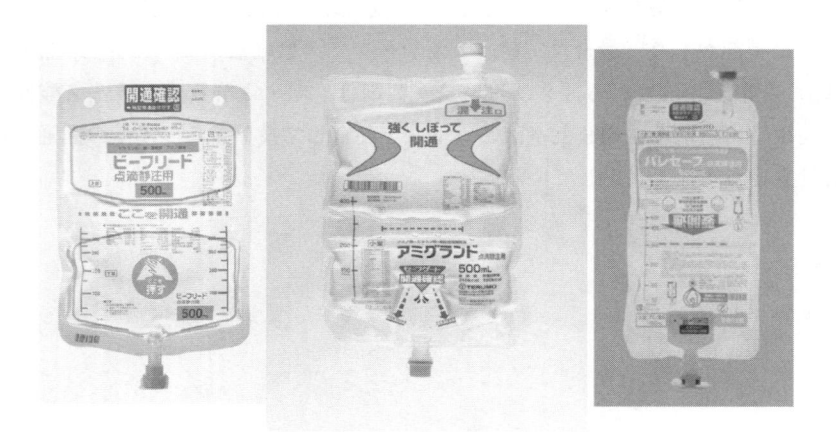

図 4.3　PPN 輸液製剤（ビタミン B_1 配合）

表 4.7 糖・アミノ酸加総合電解質液

製品名 （会社名）	プラスアミノ （大塚）	アミカリック （テルモ/田辺）	プロテアミン 12X （テルモ）	アミゼット XB （テルモ/田辺）	マックアミン （日本製薬/武田）
液量（mL）	200, 500	200, 500	200	200, 300	200, 500
総遊離アミノ酸量（w/v %）	2.72	2.75	11.4	10	2.94
総窒素量（g/L）	4.2	4.28	18.15	15.6	4.6
BCAA 含有率（%）	29.0	30.98	21.3	31.0	23.2
E/N 比	3.11	1.38	0.88	1.33	0.91
糖質濃度（%）*	G 7.5%	G 7.5%	X 5.0	X 5.0	Glycerine 3.0
pH	4.0〜5.2	4.6〜5.6	5.7〜6.7	6.1〜7.1	6.2〜7.2
浸透圧比	約 3	約 3	約 6	約 4	2.5〜2.7

* G はグルコース，X はキシリトール

製品名 （会社名）	アミノフリード （大塚）	ツインパル （味の素ファルマ）	ビーフリード （大塚）	アミグランド （テルモ/田辺）	パレセーフ （味の素ファルマ）
液量（mL）	500, 1000	500, 1000	500, 1000	500	500
基本液	電解質組成は維持液に準じる		アミノフリード	アミカリック	ツインパル
ビタミン B_1 含有量（mg/L）	−	−	1.92	2.0	2.0
総遊離アミノ酸量（w/v%）	3.0	3.0	3.0	3.0	3.0
総窒素量（g/L）	4.7	4.71	4.7	4.7	4.7
BCAA 含有率（%）	30	30	30	30	30
E/N 比	1.44	1.44	1.44	1.44	1.44
糖質濃度（%）	7.5	7.5	7.5	7.5	7.5
pH（混合時）	約 6.7	約 6.9	約 6.7	約 6.8	約 6.7
浸透圧比	約 3	約 3	約 3	約 3	約 3

4.6 高カロリー輸液製剤

1 高カロリー輸液製剤の種類と特徴

投与期間が 2 週間以上になる場合には TPN が適応となる．TPN に際しては高カロリー輸液製剤を用いる．TPN 基本液は，高濃度（17〜36% 程度）の糖質，主要電解質，亜鉛などを含む．

糖質はブドウ糖が主に用いられているが，ブドウ糖，果糖，キシリトールを 4：2：1 で配合した GFX 処方に基づく製剤もある．果糖とキシリトールはインスリン非依存性の糖質であり，ブドウ糖の利用が低下している状態でも果糖は速やかに代謝される．また，果糖とキシリトールは糖代謝に関与する酵素を活性化する働きがあり，これによって糖代謝を円滑にすると考えられている[6]．つまり，ブドウ糖に果糖とキシリトールを配合することで耐糖能低下時における血糖管理を容易にし，また，ブドウ糖の利用効率が高まるなど有用性が向上する．

TPN基本液には，投与時にアミノ酸輸液，ビタミン，微量元素を加える．投与直前にアミノ酸を加えるのは，還元糖とアミノ酸によるメイラード反応（後述，2参照）を防止するためである．

多くの高カロリー輸液製剤では，液性が弱酸性に調整されている．これは，同一製剤内に配合したHPO_4^{2-}とCa^{2+}がリン酸カルシウムを生成して沈殿するのを防止するためである．

$$HPO_4^{2-} + H^+ \rightleftarrows H_2PO_4^-$$

$$pH = pK_a + \log [HPO_4^{2-}]/[H_2PO_4^-]$$

TPN基本液の製剤写真を図4.4に，一覧を表4.8に示す．ハイカリック®液はNaClを含有しないが，ハイカリック®NC輸液はNaClを含有している．トリパレン®の糖質はGFX処方に従う．

腎不全用TPN基本液ハイカリック®RF輸液は，ブドウ糖濃度を50％と高くし，腎障害に伴う高カリウム血症や高リン血症に対応するため，カリウムイオンやリン酸イオンを含まない．小児用TPN基本液としては，リハビックス®-Kが市販されている．

TPNキット製剤の一覧を表4.9に示す．TPNキット製剤は，糖・電解質液（TPN基本液）と高濃度アミノ酸輸液を一体型のバッグに充填したものである．

ワンバッグ製剤ユニカリック®の製剤写真を図4.5に示す．ユニカリック®は，ハイカリック®NCの糖・電解質組成に準じ，抗酸化剤としてシステインを添加し，分解しやすいグルタミン酸を除いてある．**メイラード反応**（後述）の抑制と$CaHPO_4$の生成を抑制するため，塩酸によってpHを3.8～4.8に調整している．本剤は多量のCl^-が含まれるため，アシドーシスへの注意が必要である．

ダブルバッグ製剤のピーエヌツイン®の製剤写真を図4.6に示す．本剤はメイラード反応を抑制するため，糖・電解質液とアミノ酸液を隔壁で分けた最初の製剤である．同様のダブルバッグ製剤としてアミノトリパ®がある．

3室構造キット製剤ネオパレン®の製剤写真を図4.7に示す．ネオパレン®は，上室にアミノ酸・電解質・水溶性ビタミン，下室には糖・電解質・水溶性ビタミン，小室には水溶性・脂溶性ビタミンが配合されており，小室がダブルバッグの上室内に組み込まれた形になっている．下室

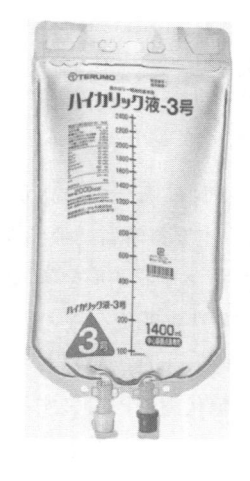

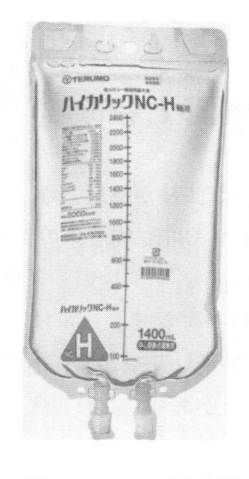

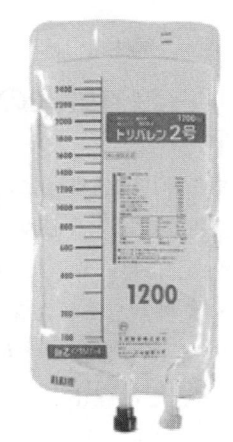

図4.4　TPN基本液

表 4.8 TPN 基本液（糖・電解質液）

製品名（会社名）			ハイカリック液（テルモ）			ハイカリックNC（テルモ）			トリパレン（大塚）	
			1号	2号	3号	L	N	H	1号	2号
液量（mL）			1400			1400			1200	
糖質	グルコース	(g)	240	350	500	240	350	500	159.6	200.4
	フルクトース		−	−	−	−	−	−	80.4	99.6
	キシリトール		−	−	−	−	−	−	39.6	50.4
	糖質濃度	(%)	17.1	25.0	35.7	17.1	25.0	35.7	23.3	29.2
主要電解質	Na^+	(mEq)	−	−	−	100	100	100	6	70
	K^+		60	60	60	60	60	60	54	54
	Ca^{2+}		17	17	17	17	17	17	10	10
	Mg^{2+}		20	20	20	20	20	20	10	10
	Cl^-		−	−	−	98	98	98	18	88
	SO_4^{2-}		20	20	20	−	−	−	10	10
	$Lactate^-$		−	−	−	60	60	60	−	−
	$Acetate^-$		50	50	44	23.8	23.8	23.8	12	−
	$Citrate^{3-}$		−	−	−	−	−	−	24	22
	$Gluconate^-$		17	17	17	17	17	17	10	10
	P	(mmol)	9.7	9.7	16.1	16.1	16.1	16.1	12	12
	Zn	(μmol)	20	20	40	40	40	40	20	20
熱量（kcal）			960	1400	2000	960	1400	2000	1120	1400
pH			3.5〜4.5			4.0〜5.0			4.0〜5.0	
浸透圧比			約4	約6	約8	約4	約6	約8	約6	約8
容量（mL/袋）			700, 1400			700, 1400			600, 1200	

製品名（会社名）			ハイカリックRF（テルモ）	リハビックス-K（味の素ファルマ）	
				1号	2号
用途			腎不全用	小児用	
液量（mL）			1000	500	
糖質	グルコース	(g)	500	85	105
	糖質濃度	(%)	50	17.0	21.0
主要電解質	Na^+	(mEq)	50	5	−
	K^+		−	10	15
	Ca^{2+}		6	4	7.5
	Mg^{2+}		6	1	2.5
	Cl^-		30	−	−
	$Lactate^-$		30	9	2.5
	$Acetate^-$		−	1	2.5
	$Gluconate^-$		6	−	−
	P	(mmol)	−	5	10
	Zn	(μmol)	20	10	10
熱量（kcal）			2000	340	420
pH			4.0〜5.0	4.8〜5.8	
浸透圧比			約11	約4	約5
容量（mL/袋）			250, 500, 1000	500	

表 4.9 TPN キット製剤

製品名 (会社名)			ユニカリック (テルモ)		アミノトリパ (大塚)		ピーエヌツイン (味の素ファルマ)		
			L	N	1号	2号	1号	2号	3号
液量 (mL)			2000		1700	1800	1000	1100	1200
糖質	グルコース	(g)	250	350	159.6	200.4	120	180	250.4
	フルクトース		−	−	80.4	99.6	−	−	−
	キシリトール		−	−	39.6	50.4	−	−	−
	糖質濃度	(%)	12.5	17.5	16.4	19.5	12.0	16.36	20.87
主要電解質	Na^+	(mEq)	80	80	70	70	50	50	51
	K^+		54	54	44	54	30	30	30
	Ca^{2+}		12	12	8	10	8	8	8
	Mg^{2+}		12	12	8	10	6	6	6
	Cl^-		110	118	70	70	50	50	50
	SO_4^{2-}		−	−	8	10	6	6	6
	$Malate^{2-}$		28	34	−	−	−	−	−
	$Lactate^-$		70	70	−	−	−	−	−
	$Acetate^-$		20	20	87	107	34	40	46
	$Citrate^{3-}$		−	−	19	23	−	−	−
	$Gluconate^-$		12	12	8	10	8	8	8
	P	(mmol)	16.1	16.1	10	12	8	8	8
	Zn	(μmol)	40	40	16	20	20	20	20
アミノ酸	総遊離アミノ酸	種類	16	16	18	18	18	18	18
		(g)	50.06	59.96	50	60	20.0	30.0	40.0
	BCAA含有率	(%)	31.0	31.02	30.0	30.0	22.6	22.6	22.6
	E/N比		1.38	1.38	1.44	1.44	1.09	1.09	1.09
	総窒素	(g)	7.79	9.33	7.84	9.40	3.04	4.56	6.08
総熱量 (kcal)			1200	1640	1320	1640	560	840	1160
非タンパク熱量 (kcal)			1000	1400	1120	1400	480	720	1000
NPC/N			128	150	143	149	158	158	164
pH			3.8〜4.8		約5.6		約5.0		
浸透圧比			約4	約5	約5	約6	約4	約5	約7
容量 (mL/袋)			1000, 2000		850, 1700	900, 1800	1000	1100	1200
特徴			ワンバッグ製剤		ダブルバッグ製剤		ダブルバッグ製剤		

を押して隔壁を開通させると同時に小室が破れ，3室を一度に混合できる．同様の3室構造キット製剤として，フルカリック®がある．フルカリック®は，糖・電解質・水溶性ビタミン（一部）を含む大室とアミノ酸・水溶性ビタミン（一部）を含む中室は隔壁で仕切り，水溶性・脂溶性ビタミンを含む小室と中室はストッパーで仕切られている．

　ミキシッド®は，上室に脂質とブドウ糖，下室にアミノ酸と電解質が配合されたダブルバッグ製剤である．本剤は脂質を含有する経中心静脈投与輸液のため，除菌用ファイナルフィルターを使用することはできない．したがって，投与にあたっては細菌混入の防止に特に注意を要し，かつ，医療施設内での使用に限定されている．本剤に混合できるのはビタミン剤と微量元素製剤のみである．

表 4.9 つづき

製品名 (会社名)			ネオパレン (大塚)		フルカリック (テルモ)			ミキシッド (大塚)	
			1号	2号	1号	2号	3号	L	H
液 量 (mL)			1000		903	1003	1103	900	
糖質	グルコース	(g)	120	175	120	175	250	110	150
	糖質濃度	(%)	12.0	17.5	13.29	17.45	22.67	12.2	16.7
主要電解質	Na^+	(mEq)	50	50	50	50	50	35	35
	K^+		22	27	30	30	30	27	27
	Ca^{2+}		4	5	8.5	8.5	8.5	8.5	8.5
	Mg^{2+}		4	5	10	10	10	5	5
	Cl^-		50	50	49	49	49	44	40.5
	SO_4^{2-}		4	5	−	−	−	5	5
	$Lactate^-$		−	−	30	30	30	−	−
	$Acetate^-$		47	53	11.9	11.9	11.9	25	25
	$Citrate^{3-}$		4	12	−	−	−	−	−
	$Gluconate^-$		−	−	8.5	8.5	8.5	8.5	8.5
	$Succinate^{2-}$		−	12	−	−	−	−	−
	P	(mmol)	5	6	8.1	8.1	8.1	4.8	6.5
	Zn	(μmol)	20	20	20	20	20	10	10
アミノ酸	総遊離アミノ酸	種類	18	18	18	18	18	18	18
		(g)	20.0	30.0	20.0	30.0	40.0	30.0	30.0
	BCAA含有率	(%)	30.0	30.0	31.0	31.0	31.0	30.0	30.0
	E/N比		1.44	1.44	1.33	1.33	1.33	1.34	1.34
	総窒素	(g)	3.13	4.7	3.12	4.68	6.24	4.61	4.61
ビタミン			○	○	○	○	○	−	−
脂質 (ダイズ油)		(g)	−	−	−	−	−	15.6	19.8
総熱量 (kcal)			560	820	560	820	1160	700	900
非タンパク熱量 (kcal)			480	700	480	700	1000	580	780
NPC/N			153	149	154	150	160	126	169
pH			約5.6	約5.4	4.5～5.5	4.8～5.8	4.9～5.9	約6	
浸透圧比			約4	約5	約4	約5	約6	約4	約5
容 量 (mL/袋)			1000, 1500, 2000		903, 1806	1003, 2006	1103	900	
特 徴			3室構造		3室構造			ダブルバッグ製剤	

2 メイラード反応

　メイラード反応は，ブドウ糖などの還元糖とアミノ酸との共存によって起こる褐変反応であり，前期反応と後期反応とに分けられる[7,8]．メカニズムを図4.8に示す．

　前期反応では，還元糖のカルボニル基（$\text{\textbackslash}C=O$）に対して第一級アミン（$R-NH_2$）が求核的に付加することでSchiff塩基（$\text{\textbackslash}C=N-R$，イミン）を生成，1,2-エナミノール（アミノレダクトン）を経てアマドリ転移化合物が生成する．後期反応では，1,2-エナミノール（アミノレダクトン）が酸化，脱水，縮合などを繰り返し，褐色のメラノイジンを生成する．メラノイジンの生体に対する作用については必ずしも明確にはされていないが，各製剤は，メラノイジンの生成抑

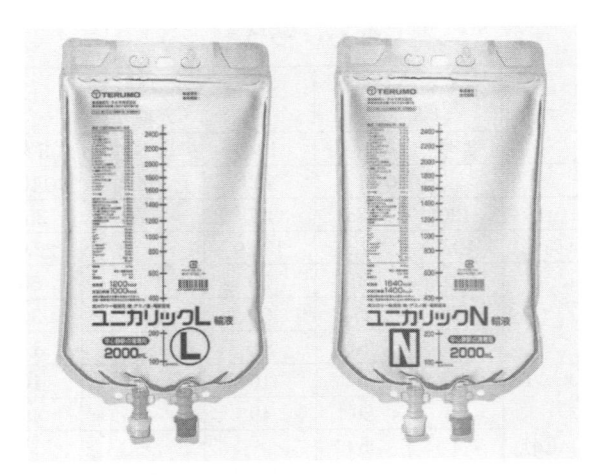

図 4.5　ワンバッグ製剤（ユニカリック®）

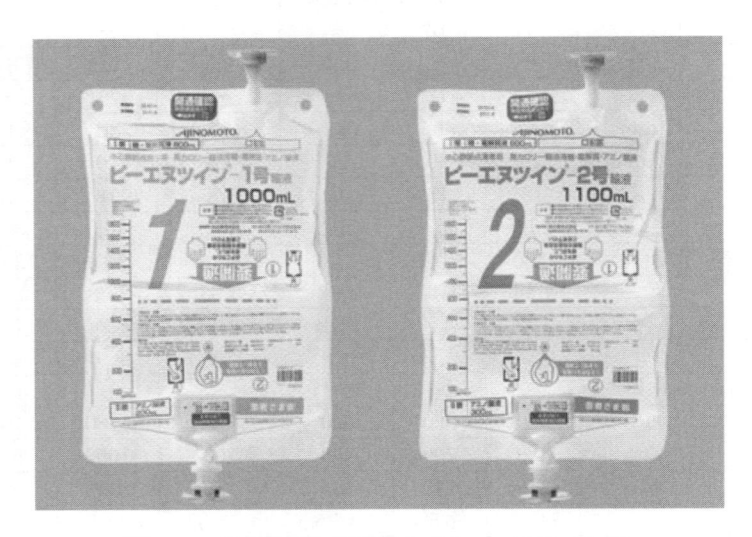

図 4.6　ダブルバッグ製剤（ピーエヌツイン®）

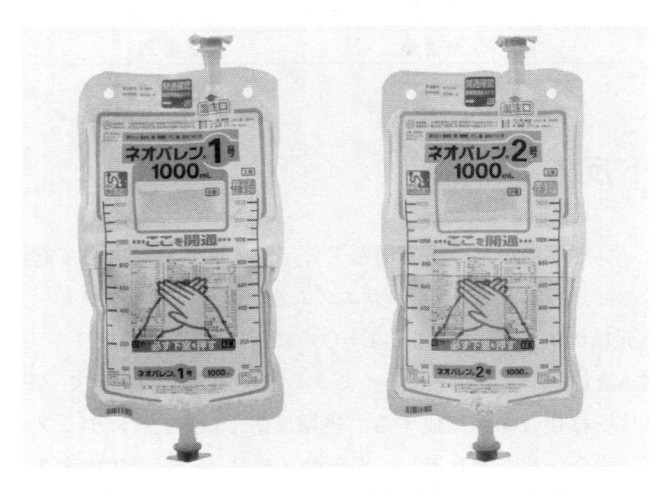

図 4.7　3室構造キット製剤（ネオパレン®）

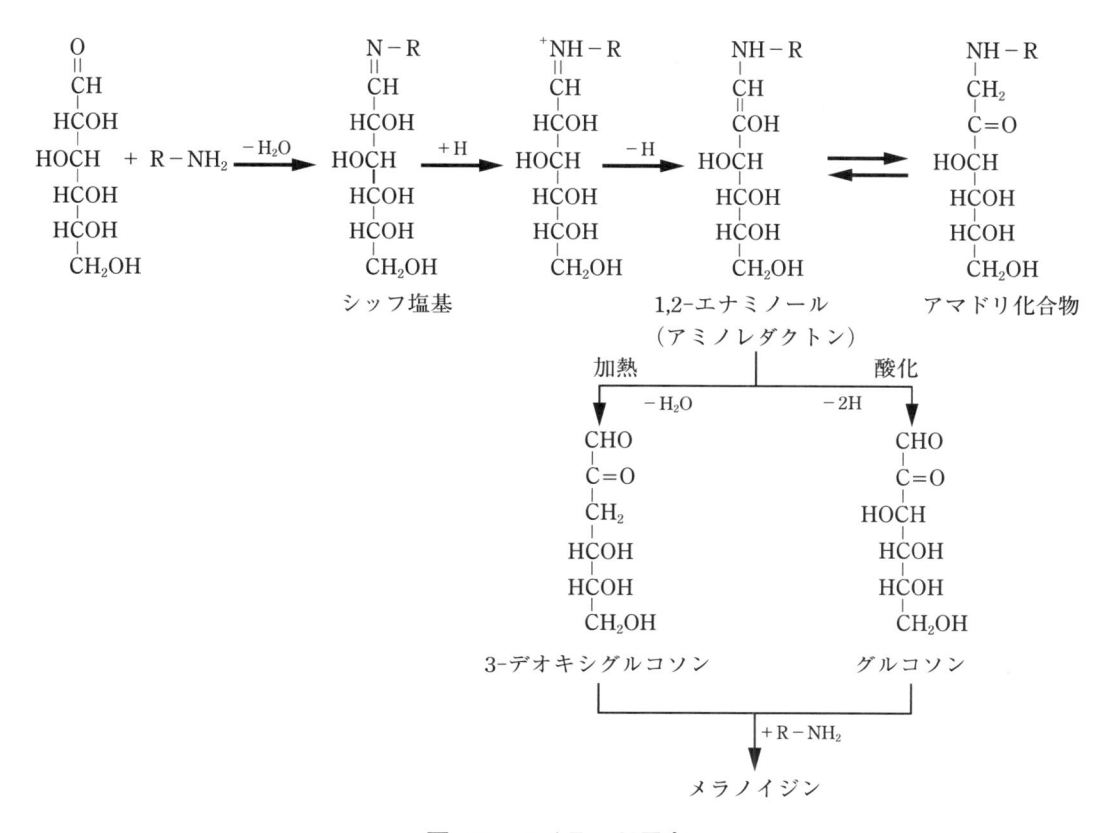

図 4.8 メイラード反応

制作用のある亜硫酸塩の添加，TPN キット製剤のダブルバッグ化などメイラード反応を防止する工夫が施されている．

③ 高カロリー輸液製剤とビタミン B_1

図 4.9 に示す通り，ブドウ糖は解糖系を経てアセチル CoA に変換されて TCA サイクルに入る．ピルビン酸デヒドロゲナーゼはピルビン酸からアセチル CoA を生成する反応を触媒しており，その際にチアミンピロリン酸を補酵素として利用する．ビタミン B_1 はチアミンピロリン酸の供給源である．ビタミン B_1 を投与せずに高カロリー輸液製剤を投与するとピルビン酸が蓄積し，過剰になったピルビン酸は LDH により乳酸に代謝される．その結果，乳酸が蓄積し，アシドーシスを引き起こす．TPN に伴う**乳酸アシドーシス**はきわめて危険であり，1991 年と 1997 年には緊急安全性情報が発令され，注意喚起が行われた．

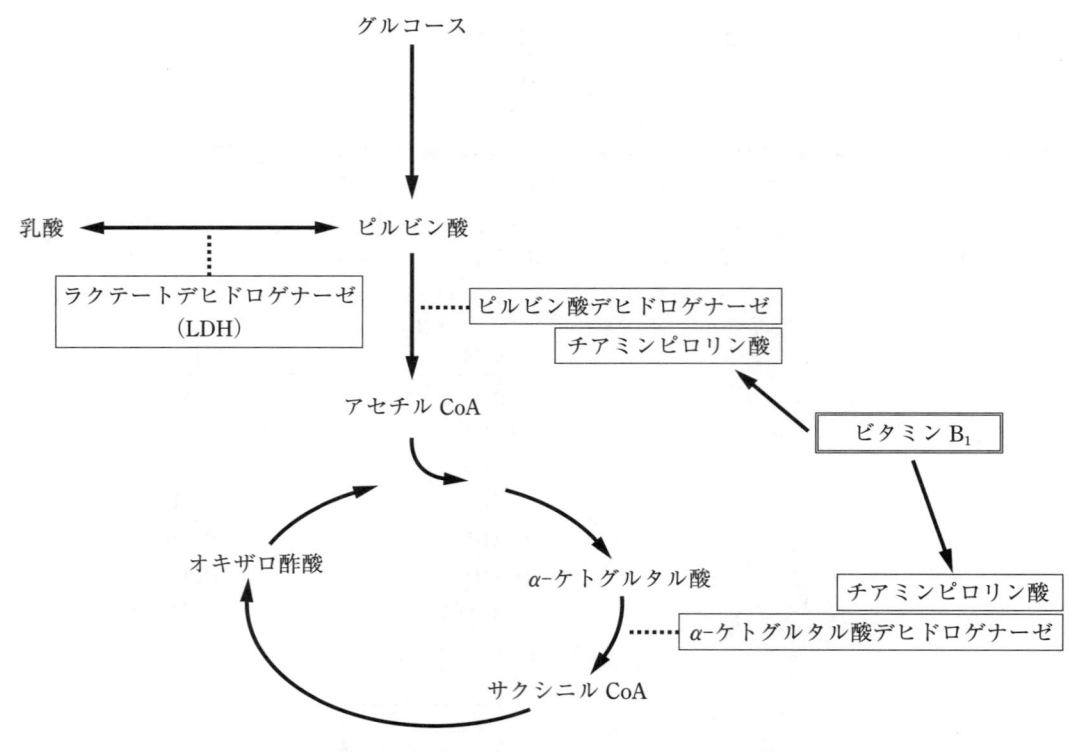

図 4.9 解糖経路・TCA サイクルとビタミン B_1

4 高カロリー輸液療法におけるその他の問題点

a) Bacterial translocation[9,10]

　腸内細菌や腸管内の病原体，あるいはそれらが産生するエンドトキシンなどの毒素が，腸管内から循環血中に進入することを **bacterial translocation** という．平常時には，腸管粘膜の免疫学的バリアの働きにより，このようなことはまれであるが，高カロリー輸液療法施行などの理由により，長期間消化管を使用しない状態が続くと，腸管免疫機能の低下，腸管粘膜バリアの破綻などにより，細菌やエンドトキシンの進入が起こると考えられている．したがって，高カロリー輸液療法施行中であっても，常に腸管を使用する栄養補給法，すなわち EN の併用や EN への切り替えを考慮する必要がある．

b) カテーテル敗血症[9,10]

　カテーテル刺入部位の汚染，ルート接続部位の汚染，薬液の汚染などにより，血液内に微生物が進入し，敗血症を引き起こすことがある．カテーテル刺入部位の皮膚消毒，輸液ライン，特に三方活栓等による接続部位の消毒はきわめて重要である．また，薬液への微生物の進入を防止するため，クリーンベンチ等を使用して混合調製作業を行うことも重要である．

平成14年度厚生労働科学研究費補助金（医薬安全総合研究事業）「院内感染を防止するための医療用具および院内環境の管理および運用に関する研究」では，「カテーテル関連血流感染対策ガイドライン　第2版」が作成された．本ガイドラインでは，中心静脈カテーテルの衛生管理，高カロリー輸液製剤調製時の管理について詳細に記載されている．**カテーテル敗血症**を防止するため，本ガイドラインに沿ったカテーテル管理ならびに薬液調製管理を行うことはきわめて重要である．

4.7　ビタミン製剤

1　水溶性ビタミン

ビタミンの多くは酵素の補助因子（Co-factor）としてヒトの生命維持活動に関与しており，そのほとんどが生体内で産生できないため食事から摂取する必要がある．ビタミンは水溶性と脂溶性に区別されるが，厚生労働省の策定した日本人の食事摂取基準（2005）[11]には9種類の水溶性ビタミン（ビタミンB_1，B_2，B_6，B_{12}，ナイアシン，葉酸，パントテン酸，ビオチン，ビタミンC）と4種類の脂溶性ビタミン（ビタミンA，D，E，K）が掲載されており，ビタミンのそれぞれ1日当たりの摂取量が記載されている．

病気などで長期間静脈から栄養を供給されている患者では，十分なビタミンが供給されずにビタミン欠乏症に陥ることがある．そのようにならないために長期の高カロリー輸液療法施行患者には適切な量のビタミンを投与しなければならない．各ビタミンの生体内での機能と欠乏症について表4.10に示した．

日本では1982年にはじめてTPN用総合ビタミン剤であるM.V.I.®が発売され，その後数社から同様の製剤が発売されている．現在日本で販売されているTPN用総合ビタミン剤の成分を表4.11に示す．M.V.I.®とソービタ®以外の製剤は，1975年に提唱された米国医学会のガイドラインを基準として製剤化されている[12]．TPN用総合ビタミン剤とは別に，それぞれのビタミンの欠乏症の治療や予防のためにビタミンDを除く単一組成の注射剤が発売されている．

ビタミン剤の輸液への配合や患者への適用に際して注意しなければならないことがいくつかある．配合後の各ビタミンの配合変化や安定性，輸液バッグや輸液ルートへのビタミンの吸着，催奇形性，人体への蓄積やそれによる過剰症などである．水溶性のビタミンは過剰に摂取しても比較的速やかに排泄されるが，脂溶性のビタミンは蓄積を起こしやすい．脂溶性ビタミンの蓄積が懸念される場合には，脂溶性ビタミンと水溶性ビタミンが別容器に充填されている製剤が有用である．また，ビタミンの光分解に対して遮光カバー[13]の使用が有効である．使用にあたって注意を必要とするビタミンを表4.12に示す．

TPN用総合ビタミン剤には，ビタミンがあらかじめシリンジに充填されているキット製剤が発売されている．キット製剤は溶解やシリンジへの吸引を行うことなく輸液バッグにビタミンを

表 4.10 ビタミンの機能と欠乏症

		機　能	欠乏症
水溶性	B_1	糖質，アミノ酸のエネルギー代謝	代謝性アシドーシス，脚気，ウェルニッケ脳症，
	B_2	酸化還元反応	口角炎，口唇炎，脂漏性皮膚炎
	B_6	アミノ酸代謝の補酵素	顔の脂漏様皮膚炎，痙攣，貧血
	B_{12}	骨髄での細胞分化，神経維持，核酸代謝，脂質代謝	悪性貧血，神経障害
	C	水酸化反応の還元剤	壊血病
	ナイアシン	酸化還元反応	ペラグラ
	パントテン酸	補酵素A（CoA）の構成成分	高脂血症，湿疹，血小板減少
	葉酸	アミノ酸代謝の補酵素	巨赤芽球性貧血，舌炎
	ビオチン	補酵素として糖新生，脂肪酸合成に関与	皮膚炎，神経障害
脂溶性	A	視覚，成長，皮膚・粘膜の定常化，糖質合成に関与	夜盲症，成長障害，角膜乾燥
	D	カルシウム，リンの吸収促進，骨形成	くる病，骨軟化症，骨粗鬆症
	E	細胞膜などの酸化障害の予防	—
	K	血液凝固，骨形成の促進	新生児出血症，出血傾向

表 4.11 TPN用総合ビタミン剤

商品名		水溶性ビタミン									脂溶性ビタミン				剤形・規格	保存
		B_1 (mg)	B_2 (mg)	B_6 (mg)	B_{12} (μg)	C (mg)	ニコチン酸アミド (mg)	パントテン酸 (mg)	葉酸 (mg)	ビオチン (μg)	A (IU)	D (IU)	E (mg)	K (mg)		
M.V.I. M.V.I.キット		50	10	15		500	100	25**			10000	1000(D_2)	5		注：5 mL キット：5 mL	冷所
M.V.I.-12 キット*	ネオ M.V.I.-9	3	3.6	4		100	40	15			3300	200(D_2)	10		注：5 mL	冷所
	M.V.I.-3				5				0.4	60					注：5 mL	冷所
オーツカ MV	1号	3.1	3.6	4	5	100	40	15	0.4	60					凍結乾燥製剤	室温
	2号										3300	200(D_3)	10	2(K_1)	注：4 mL	
ソービタ	1号	5	5	3	30		20		1	200					凍結乾燥製剤	室温
	2号					100		12**							注：2 mL	
	3号										2500	200(D_3)	15	2(K_2)	注：2 mL	
ネオラミン・マルチV		3	4	4	10	100	40	15	0.4	100	3300	400(D_2)	15	2(K_1)	凍結乾燥製剤	冷所
マルタミン		5	5	5	10	100	40	15**	0.4	100	4000	400(D_3)	15	2(K_2)	凍結乾燥製剤	冷所
ビタジェクトキット	A液				10	100		15	0.4	100	3300	400(D_2)	15	2(K_2)	注：5 mL	室温
	B液	3	4	4			40								注：5 mL	

*M.V.I.-12 キット：シリンジ前室の 5 mL にはネオ M.V.I.-9，後室の 5 mL にはネオ M.V.I.-3 と同一の成分を含有
**パントテン酸の誘導体であるパンテノールを含有

配合できるので，配合時の汚染防止と操作の簡便性にすぐれている．

a）ビタミン B_1（チアミン thiamin）

ビタミン B_1 はリン酸と結合してチアミン二リン酸として細胞中に存在し，脱炭酸酵素の補酵素として糖質のエネルギー代謝に関与している．日本人の推定平均必要量は年齢によって異なる

表 4.12　使用にあたって注意を必要とするビタミン

分類	ビタミン	光分解	亜硫酸塩による分解	体内蓄積	催奇形性	吸着
水溶性	B₁		○			
	B₂	○				
	B₆					
	B₁₂	○				
	C	○				
	ナイアシン					
	パントテン酸					
	葉酸					
	ビオチン					
脂溶性	A	○		○	○	○
	D	○		○		○
	E					○
	K	○				○

が，12歳以上の男性で 0.8〜1.2 mg/日，女性で 0.7〜1.0 mg/日である．

　ビタミン B₁ の血清中濃度は 28〜56 μg/mL であり，欠乏症として脚気，ウェルニッケ脳症などがある．完全静脈栄養実施中の患者の中には十分なビタミン B₁ の投与が行われなかったため，乳酸が蓄積して代謝性のアシドーシスを発症する患者がいる[14]（図 4.9 参照）．

　ビタミン B₁ 欠乏と代謝性アシドーシスとの関連については 1997 年 6 月に厚生省（当時）の指導により二度目の緊急安全性情報が医療関係者に通知され，高カロリー輸液を実施する場合にはビタミン B₁ を投与することやアシドーシスが起こった場合にはビタミン B₁ を大量に投与することなどが添付文書に記載された．しかし，その後もビタミン B₁ の投与を忘れたために代謝性アシドーシスやウェルニッケ脳症を発症する患者がいたことから[15]，ビタミン B₁ の投与忘れを回避するために，糖，アミノ酸，電解質，ビタミンが一体となった TPN 用基本液や糖，アミノ酸，電解質，ビタミン B₁ が一体となった TPN 基本液が販売されている（表 4.9）．

　またビタミン B₁ は輸液製剤に抗酸化剤として含まれる亜硫酸塩によって分解するので，輸液にビタミンを添加する場合にはそれぞれの輸液中に含まれる亜硫酸塩の含有量や点滴時間を考慮する必要がある[16,17]．市販の TPN 用総合ビタミン剤は各製品規格あたり 3〜50 mg のビタミン B₁ を含有している．

b）ビタミン B₂（リボフラビン riboflavin）

　ビタミン B₂ はアデノシンリン酸と結合したフラビンアデニンジヌクレオチドやリン酸と結合したフラビンモノヌクレオチドの形で酸化還元反応の補酵素として種々の酵素反応に関与している．

　日本人の推定平均必要量は年齢によって異なるが，12歳以上の男性で 0.9〜1.4 mg/日，女性で 0.8〜1.2 mg/日である．ビタミン B₂ の血清中濃度は 65.1〜137.6 ng/mL であり，欠乏症として口角炎，口唇炎，脂漏性皮膚炎などがある．市販の TPN 用総合ビタミン剤は各製品規格あたり 3.6〜10 mg のビタミン B₂ を含有している．

c) ビタミン B_6（ピリドキシン pyridoxine，ピリドキサール pyridoxal，ピリドキサミン pyridoxiamine）

ビタミン B_6 はリン酸と結合したピリドキサールリン酸やピリドキサミンリン酸を含有する補酵素として，アミノ酸のアミノ基転移酵素，脱炭酸酵素などのアミノ酸代謝に関与している．ビタミン B_6 の摂取量はタンパク質の摂取量に依存するとされている．

日本人の推定平均必要量は年齢によって異なるが，12歳以上の男性で 1.1～1.2 mg/日，女性で 1.0 mg/日である．ビタミン B_6 の血清中濃度は 55～110 pmol/mL であり，欠乏症として顔の脂漏様皮膚炎，貧血，痙攣[18]などがある．市販の TPN 用総合ビタミン剤は各製品規格あたり 4～15 mg のビタミン B_6 を含有している．

d) ビタミン B_{12}（ヒドロキシコバラミン hydroxycobalamin，シアノコバラミン cyanocobalamin）

ビタミン B_{12} はコバルトを含むビタミンであり，動物性の食品にのみ含まれる．生体内で補酵素型であるアデノシルコバラミン，メチルコバラミンに変換され，骨髄での細胞分化，神経維持，核酸代謝，脂質代謝などに関与する．

日本人の推定平均必要量は 12 歳以上の男女で 2.0 μg/日である．ビタミン B_{12} の血清中濃度は 249～938 pg/mL であり，欠乏症として悪性貧血，神経障害などがある．TPN 用総合ビタミン剤は各製品規格あたり 5～30 μg のビタミン B_{12} を含有しているが，ビタミン B_{12} を含有していない製品もある．

e) ビタミン C（アスコルビン酸 ascorbic acid）

ビタミン C は他の水溶性ビタミンとは異なり補酵素としての作用はないが，生体内の多くの水酸化反応で還元剤として機能している．また，活性酸素に作用して過酸化脂質の生成を抑制する．

日本人の推定平均必要量は，12歳以上の男女で 85 mg/日である．ビタミン C の血清中濃度は 0.7～1.38 mg/dL であり，欠乏症として壊血病がある．TPN 用総合ビタミン剤は各製品規格あたり 100～500 mg のビタミン C を含有している．

f) ナイアシン niacin（ニコチン酸 nicotinic acid）

NAD および NADP として酸化還元反応の電子受容体や水素受容体として関与している．また，脱水素酵素の補酵素として嫌気的酸化還元反応に関与している．

日本人の推定平均必要量は年齢によって異なるが 12 歳以上の男性で 9～13 mg/日，女性で 7～11 mg/日ナイアシン当量*である．ナイアシンの血清中濃度は 4.7～7.9 μg/mL であり，欠乏症としてペラグラ[19]がある．TPN 用総合ビタミン剤は各製品規格あたり 20～100 mg のニコチン酸アミドを含有している．

---

*ナイアシン当量＝ニコチン酸（mg）＋ニコチン酸アミド（mg）＋ 1/60 トリプトファン（mg）

g）パントテン酸 pantothenic acid

パントテン酸は生体内で補酵素A（CoA）の構成成分としてとしてミトコンドリアやミクロソームなどで種々酵素反応に関与している．

日本人の食事摂取目安量は年齢によって異なるが，12歳以上の男性で6〜7 mg/日，女性で5〜6 mg/日である．パントテン酸の血清中濃度は300〜700 ng/mLであり，欠乏症は高脂血症，湿疹，血小板減少などである．TPN用総合ビタミン剤は各製品規格あたり12〜25 mgのパントテン酸あるいはパンテノールを含有している．

h）葉酸 folic acid

葉酸は補酵素型の一炭素単位置換のポリグルタミン酸型として生体内に存在し，メチル基などの転移・利用の反応に関与している．

日本人の推定平均必要量は12歳以上の男女で200 μg/日である．葉酸の血清中濃度は2.4〜9.8 ng/mLであり，欠乏症として舌炎や巨赤芽球性貧血[20]などがある．TPN用総合ビタミン剤は各製品規格あたり0.4〜1.0 mgの葉酸を含有しているが葉酸を含有していない製品もある．

i）ビオチン biotin

ビオチンはカルボキシラーゼの補酵素として細胞質やミトコンドリアで重炭酸塩をカルボキシル基として転移させる反応に関与している．

日本人の食事摂取目安量は，12歳以上の男女で45 μg/日である．ビオチンの血清中濃度は0.6〜3.6 ng/mLであり，欠乏症として皮膚炎，神経障害[21]などがある．TPN用総合ビタミン剤は各製品規格あたり0.06〜0.2 mgのビオチンを含有しているが，ビオチンを含まない製品もある．

2 脂溶性ビタミン

a）ビタミンA（レチノール retinol，レチナール retinal，レチノイン酸 retinoic acid）

ビタミンAは動物性食品からはレチニルエステルとして，植物性食品からはカロチノイドとして摂取される．

ビタミンAは生体内で視覚，成長，皮膚・粘膜の定常化，糖質合成，生殖などに関与している．そのほか，発がん予防や制がん作用もあるとされているが，妊婦が過剰に服用した場合の胎児奇形も報告されている[22]．そのためTPN用総合ビタミン剤を含めてビタミンAを含有する医薬品の添付文書には，妊娠3か月以内または妊娠を希望する女性にビタミンAを1日5000 IU（1500 μgRE*/日）以上投与することは，欠乏症の患者を除いて行わないことが記載されている．

日本人の推定平均必要量は年齢によって異なるが，12歳以上の男性で450〜500 μgRE/日，女性で400〜450 μgRE/日である．ビタミンAの血清中濃度は271〜478 ng/mLであり，欠乏症とし

---

*RE＝レチノール当量：1 μg RE ＝ 1 μg レチノール ＝ 12 μg β-カロチン

て夜盲症，成長障害，角膜乾燥があり，過剰症として頭蓋内圧亢進（頭痛）[23]，皮膚の落屑，脱毛，筋肉痛などがある．TPN 用総合ビタミン剤は各製品規格あたり 2500～10000 IU のビタミン A を含有している．

b）ビタミン D（エルゴカルシフェロール ergocalciferol，コレカルシフェロール cholecalciferol）

ビタミン D は皮膚に存在するプロビタミン D が紫外線照射をうけることで産生される．また食品からの吸収によるビタミン D は側鎖構造の異なるビタミン D_2 とビタミン D_3 の総称であり，生体内で小腸および腎臓でのカルシウムとリンの吸収促進作用と骨形成作用に関与している．

日本人の食事摂取目安量は 12 歳以上の男女で 4～5 μg/日である．ビタミン D_3 の血清中濃度は 25-ヒドロキシビタミン D_3 で 10～30 ng/mL，1,25-ジヒドロキシビタミン D_3 で 20～60 pg/mL であり，欠乏症にはくる病，骨軟化症，骨粗鬆症が，過剰症には高カルシウム血症[24]，腎障害がある．TPN 用総合ビタミン剤は各製品規格あたり 5～25 μg（200～1000 IU）のビタミン D_2 またはビタミン D_3 を含有している．

c）ビタミン E（トコフェロール tocopherol）

ビタミン E には 4 種類のトコフェロールがあり，これらとは別に 4 種類のトコトリエノールの同族体がある．ビタミン E は，抗酸化作用をもち生体内で細胞膜などの酸化障害を予防すると考えられ，特に動脈硬化の発症を抑制することが期待されている[25]．

日本人の食事摂取目安量は年齢によって異なるが，12 歳以上の男性で 7～10 mg/日，女性で 7～9 mg/日である．ビタミン E の血清中濃度は 5.84～12.36 μg/mL であり，欠乏症や過剰症はないとされている．TPN 用総合ビタミン剤は各製品規格あたり 5～15 mg のビタミン E を含有している．

d）ビタミン K（フィロキノン phylloquinone，メナキノン menaquinone）

ビタミン K には植物食品に由来するフィロキノン（ビタミン K_1），動物食品に由来するメナキノン（ビタミン K_2）があり，血液凝固や骨形成に関与している．メナキノンは，ファルネシル基の数が異なる関連化合物の総称であり，主にメナキノン-4 と腸内細菌が産生するメナキノン-7 がある．

日本人の食事摂取目安量は，12 歳以上の男性で 70～80 μg/日，女性で 60～65 μg/日である．ビタミン K の血清中濃度は K_1 で 0.15～1.25 ng/mL，K_2 で 0.01 ng/mL 以下であり，欠乏症として出血傾向[26]，新生児出血症がある．TPN 用総合ビタミン剤は各製品規格あたり 2 mg のビタミン K_1 またはビタミン K_2 を含有している．

4.8 微量元素製剤

生体は様々な元素から構成されている．それぞれの元素は体内存在量の多い順に多量元素，少量元素，微量元素，超微量元素に分類されており，微量元素は全生体構成元素に対する存在割合が 0.01% 以下の元素を指している．

微量元素の中で生命維持活動に必要なものを必須微量元素として分類し，現在ヒトでの必須微量元素として鉄，銅，亜鉛，マンガン，ヨウ素，コバルト，セレン，クロム，モリブデンがある．厚生労働省の策定した日本人の食事摂取基準（2005）[27] にはコバルトを除く 8 種類の微量元素が掲載されており，それぞれ 1 日当たりの摂取量が記載されている．

必須微量元素は生体内で金属酵素や金属タンパクとして生命維持活動に関与している．通常我々は必須微量元素を日常の食事から摂取しているが，病気などで長期間静脈から栄養を供給されている患者で適切な量の微量元素が供給されなかったために，一部の金属（銅，亜鉛，マンガン，セレン，クロム）で高カロリー輸液療法による欠乏症が報告されている[28, 29]．

日本で TPN 用微量元素製剤が市販されたのは 1992 年であり，現在 2 社から 3 製剤が市販されている．各製剤の成分を表 4.13 に示した．エレメンミック®とミネラリン®については成分も含有量も同一である．これらについては，発売当初，マンガンが 20 μmol 配合されていたが，マンガンの脳内蓄積が報告され[30]，2001 年にマンガンの配合量を 1 μmol に減量するとともに，1 社より，マンガンを配合しないパルミリン®が新たに発売された．

高カロリー輸液療法実施による欠乏症が最も多い亜鉛については，亜鉛を配合した輸液が発売されている（表 4.8，4.9 参照）．また，セレン，クロム，モリブデンを配合した製剤および各微量元素の単一製剤は市販されていないため，必要時には各施設でそれぞれの元素の注射剤を調製して利用している．

生命維持活動に必要な微量元素が欠乏することは，生体に対してさまざまな問題が起こってく

表 4.13　TPN 用微量元素製剤

商品名 （販売会社）		エレメンミック注・キット （味の素ファルマ）	ミネラリン注・キット （日本製薬）	パルミリン注 （日本製薬）
成分 （mg/2 mL）	塩化第二鉄	9.460		9.460
	塩化マンガン	0.1979		（－）
	硫酸亜鉛水和物	17.250		17.250
	硫酸銅	1.248		1.248
	ヨウ化カリウム	0.166		0.166
成分中の 元素量 （μmol/2 mL）	鉄	35		35
	マンガン	1		（－）
	亜鉛	60		60
	銅	5		5
	ヨウ素	1		1

表 4.14 必須微量元素の欠乏症と過剰症

必須微量元素	欠乏症	過剰症
鉄	鉄欠乏性貧血	ヘモクロマトーシス
銅	貧血，ウェルニッケ脳症	ウィルソン病
亜鉛	皮膚炎，味覚異常，成長障害	銅の吸収阻害
マンガン	成長障害，骨格異常，糖質代謝異常	MRIでの脳基底核の赤信号，パーキンソン様症状
ヨウ素	甲状腺腫，クレチン症	甲状腺腫，バセドウ病
セレン	克山病，下肢痛，筋無力感，心筋障害	脱毛や爪の形態変化，皮疹，神経障害
クロム	インスリン感受性の低下	—
モリブデン	頻脈，頭痛	—
コバルト	悪性貧血，神経障害	—

ることを意味している．表 4.14 に必須微量元素の欠乏症と過剰症を示す．

1 鉄（Fe）

鉄は機能鉄や貯蔵鉄として体内に存在する．代表的な化合物とその機能について表 4.15 に示す．
日本人の推定平均必要量は，12歳以上の男性で 5.5〜9.0 mg/日，12歳以上の月経のない女性で 5.0〜6.5 mg/日，月経のある女性で 9.0〜9.5 mg/日である．鉄の血清中濃度は 35〜174 μg/dL であり，フェリチンの血清中濃度は男性と閉経後の女性で 20〜250 ng/dL，閉経前の女性で 10〜80 ng/dL である．

鉄の欠乏症は微量元素欠乏の多くが貧血で，月経のある若年から中年の女性に発症する．高カロリー輸液療法を実施している患者の中にも鉄欠乏性貧血が 29% の割合で発症する[31]．過剰症として，輸血によるヘモクロマトーシスがある．TPN用微量元素製剤には，注射液 2 mL 中に鉄が 35 μmol 含有されている．また，鉄欠乏性貧血の治療剤としての鉄の注射剤も市販されている．

表 4.15 鉄を含有する酵素/タンパクとその機能

分類		酵素/タンパク	機能
機能鉄	ヘム色素タンパク	ヘモグロビン	赤血球による酸素運搬
		ミオグロビン	筋肉内の酸素貯蔵
		チトクローム類	電子伝達
		カタラーゼ	過酸化水素を水と酸素分子に分解する酵素
		ペルオキシダーゼ	過酸化水素で基質を酸化する酵素
	非ヘム鉄酵素	コハク酸デヒドロゲナーゼ	電子伝達
		NADH デヒドロゲナーゼ	電子伝達
貯蔵鉄	細胞内	フェリチン	消化管で吸収した鉄の貯蔵
		ヘモシデリン	ヘモグロビンの分解で生じた鉄の貯蔵
	細胞外	トランスフェリン	血清に含まれる鉄
		ラクトフェリン	母乳や分泌物に含まれる鉄

2 銅（Cu）

銅は生体内でタンパク質と結合した酵素や銅結合タンパク質として存在する．代表的な酵素と銅タンパク質機能について表 4.16 に示す．

日本人の推定平均必要量は，12 歳以上の男性で 0.6〜0.7 mg/日，12 歳以上の女性で 0.5〜0.6 mg/日である．銅の血清中濃度は 62〜132 µg/dL であり，セルロプラスミンの血清中濃度は 21〜37 ng/dL である．欠乏症としては，セルロプラスミンが関与する貧血や中枢神経異常などがある[32,33]．TPN 用微量元素製剤には，注射液 2 mL 中に銅が 5.0 µmol 含有されている．

表 4.16 代表的な銅を含有する酵素/タンパク質と機能

酵素/タンパク質	機能
セルロプラスミン	血液中の銅輸送タンパクで鉄代謝に関与
モノアミンオキシダーゼ	神経伝達物質の代謝
スーパーオキシドディスムターゼ	活性酸素の除去
チトクロームオキシダーゼ	電子伝達
チロシナーゼ	メラニン産生

3 亜鉛（Zn）

亜鉛は種々の酵素の活性中心として存在するとともに，タンパクの高次構造を維持するための構造中心として，多くのタンパク質に含まれている．代表的な酵素とタンパク質を表 4.17 に示す．

日本人の推定平均必要量は，12 歳以上の男性で 7〜8 mg/日，12 歳以上の女性で 6 mg/日である．亜鉛の血清中濃度は 70〜124 µg/dL であり，欠乏症としては皮膚炎や味覚異常，発育障害がよく知られている[34]．TPN 用微量元素製剤には，注射液 2 mL 中に亜鉛が 60 µmol 含有されている．

表 4.17 代表的な亜鉛を含有する酵素/タンパクとその機能

分類	酵素/タンパク	機能
亜鉛酵素	アルコールデヒドロゲナーゼ	アルコールの代謝
	乳酸デヒドロゲナーゼ	乳酸の代謝
	DNA（RNA）ポリメラーゼ	DNA（RNA）の合成
	アルカリホスファターゼ	リン酸エステルの加水分解
構造性亜鉛	遺伝子制御タンパク	DNA に結合し転写を調節
	メタロチオネイン	金属の解毒や貯蔵

4 マンガン（Mn）

マンガンはアルギナーゼ，乳酸脱水素酵素，マンガンスーパーオキシドディスムターゼの構成成分として機能している．代表的なマンガンを含有する酵素と機能を表 4.18 に示す．

表 4.18　代表的なマンガンを含有する酵素と機能

酵　　素	機　　能
乳酸脱水素酵素	酸化還元反応（乳酸 ⇔ ピルビン酸）の触媒
アルギナーゼ	アルギニンの分解（尿素回路）
マンガンスーパーオキシドディスムターゼ	活性酸素の除去

　日本人の平均摂取量の目安は 12 歳以上の男性で 4.0 mg/日，12 歳以上女性で 3.5 mg/日である．マンガンの全血中濃度は 0.52～2.4 μg/dL であり，不足すると成長障害や骨格異常，糖質代謝などに影響するとされている[35]．TPN 用微量元素製剤には，注射液 2 mL 中にマンガンが 1 μmol 含有されている製剤とマンガンが含有されていない製剤が市販されている．

5　ヨウ素（I）

　生体内のヨウ素のほとんどが甲状腺に存在し，甲状腺ホルモンのチロキシン（T_4）やトリヨードチロニン（T_3）の構成成分として重要である．甲状腺ホルモンの作用として基礎代謝亢進，体温上昇，タンパク質分解促進，ブドウ糖腸管吸収促進と組織内利用亢進などがあるが，生理活性は T_3 のほうが T_4 に比べ約 10 倍高い．

　日本人はヨウ素含有量が比較的高い海藻を摂取する習慣もあり，通常，ヨウ素欠乏は起こらない．日本人の推定平均必要量は，12 歳以上で 95 μg/日である．ヨウ素の血清中濃度は 3.7～14.0 μg/dL であり，欠乏症としては甲状腺腫やクレチン症，過剰症としては甲状腺腫やバセドウ病がある．TPN 用微量元素製剤には注射液 2 mL 中にヨウ素が 1 μmol 含有されている．

6　セレン（Se）

　セレンは酵素の構成成分やタンパク質と結合して生体内に存在している．代表的なセレンを含有する酵素/タンパク質とその機能について表 4.19 に示す．

　日本人の推定平均必要量は 12 歳以上の男性で 20～30 μg/日，12 歳以上の女性で 20 μg/日である．セレンの血清中濃度は 8～30 μg/dL であり，欠乏症として克山病が知られている．症状として下肢痛，筋無力感，心筋障害がある[36,37]．日本ではセレンの注射液は市販されていないので，必要時には各施設で注射液を調製している．

表 4.19　代表的なセレンを含有する酵素/タンパク質と機能

酵素/タンパク質	機　　能
グルタチオンペルオキシダーゼ	活性酸素の除去
ヨードチロニン脱ヨウ素化酵素	甲状腺ホルモン代謝の調節（T_4 から T_3 を合成）
セレノプロテイン-P	不明

7 クロム（Cr）

クロムを含有する酵素は確認されていないが，クロムサプリメントの摂取で耐糖能の改善や血清脂質の改善が観察されている．

日本人の推定平均必要量は 18 歳以上の男性で 25～35 μg/日，18 歳以上の女性で 20～25 μg/日である．クロムの血清中濃度は 8～30 μg/dL であり，通常の食事の摂取ではクロムの欠乏は起こらないと考えられているが，クロムを添加していない経静脈栄養の患者でインスリンの感受性が低下し，塩化クロムの投与で改善したとの報告がある[29]．

8 モリブデン（Mo）

モリブデンを含有する酵素として，表 4.20 の 3 種類が知られている．

日本人の推定平均必要量は，18 歳以上の男性で 20 μg/日，18 歳以上の女性で 15 μg/日である．通常の食事の摂取ではモリブデンの欠乏は起こらないと考えられているが，モリブデンを添加していない経静脈栄養の患者で頻脈，頭痛，夜盲症が出現し，血清尿酸，尿中尿酸が減少したが，モリブデン酸アンモニウムの投与で改善したとの報告がある[38]．

表 4.20 モリブデンを含有する酵素と機能

酵素	機能
アルデヒドオキシダーゼ	アルデヒドを有機酸に酸化
キサンチンオキシダーゼ	キサンチンを最終老廃物の尿酸に酸化
亜硫酸オキシダーゼ	亜硫酸イオンを硫酸イオンに酸化

参考文献

1) 福島秀樹，森脇久隆：わが国の栄養療法の現状「栄養療法発展の歴史的背景」，Medicina **43**：718-721, 2006
2) ASPEN Board of Directors and The Clinical Guidelines Task Force：Guidelines for the use of parenteral and enteral nutrition in adult and pediatric patients. *JPEN* **26**（1）（Suppl），1SA-59SA, 2002
3) 増田修三：Q-31 糖質の投与速度とは？，栄養サポートチーム Q&A ―患者ケアの基本は栄養管理から―（東海林徹・山東勤弥 監修），p.99-102, じほう, 2007
4) Fischer J.E., *et al.*：The effect of normalization of plasma amino acid on hepatic encephalopathy in man. Surgery 80：77-91, 1976
5) 平松義文，真辺忠夫：静脈栄養 脂肪乳剤，日本臨床，**59**（増刊 5）：164-170, 2001
6) 山本政勝 他：高カロリー輸液用基本液の糖質組成検討 ― glucose, fructose, xylitol の適正配合比に関して―，JJPEN, **6**（5），571-583, 1985
7) 永井竜児，堀内正公：生体に対する AGE の作用，日老医誌 35：258-264, 1998
8) 加藤博道：成分間反応による劣化，食糧保蔵学（藤巻正生編），p.164-171, 朝倉書店, 1980

9) 島田慈彦 他編集，実践 静脈栄養と経腸栄養 基礎編，エルセビア・ジャパン，2003
10) 日本静脈経腸栄養学会編集，コメディカルのための静脈経腸栄養ハンドブック，南江堂，2008
11) 厚生労働省，日本人の食事摂取基準（2005），77-130，第一出版，2005
12) American Medical Association Department of Food and Nutrition：Multi vitamin preparations for parenteral uses, a statement by the Nutrition Advisory Group, *JPEN*, **3**, 258-262, 1979
13) 山岡桂子，山岸義史，小林国男：高カロリー輸液中におけるビタミンの光安定性と輸液セットへの吸着，薬剤学，**42**，189-200，1982
14) 三宅康史，坂本哲也，前田正之 他：高カロリー輸液（TPN）中の代謝性アシドーシス 臨床例とビタミン欠乏実験モデルについて，外科と代謝・栄養，**29**，135-142，1995
15) 小林康夫，黒田浩光，南波仁 他：完全静脈栄養施行中に発症したアシドーシス，衝心脚気とWernicke脳症―医原性ビタミンB_1欠乏症の1例，ICUとCCU，**27**，709-713，2003
16) 浅原慶一，合田泰志，塚口祐子，マルチビタミンを添加した高カロリー輸液中でのチアミンの安定性，病院薬学，**21**，15-21，1995
17) 村田明隆，岡本能弘，佐々弥栄子 他：TPN液中Thiamine安定性と推定投与量に及ぼす光と亜硫酸水素イオンの影響，医療薬学，**30**，266-270，2004
18) 桑原宏哉，野口悦正，稲葉彰 他：ビタミンB_6欠乏により遅発性に持続性部分てんかんを呈したテオフィリン関連痙攣の81歳女性例，臨床神経学，**48**，125-129，2008
19) 山村真弘，雄山瑞栄，清島真理子：胃癌を伴ったペラグラの1例，皮膚科の臨床，**45**，167-170，2003
20) 蜂須賀康己，大森克介：長期の中心静脈栄養管理中に葉酸・銅欠乏による汎血球減少症を生じた1例，日本臨床外科学会雑誌，**68**，1383-1387，2007
21) 吉村伊保子：長期完全経管栄養中に生じたビオチン欠乏症，神経治療学，**11**，197-200，1994
22) Rothman K.J., Moore L.L., Singer M.R., *et al.*：Teratogenicity of high vitamin A intake, *N. Engl. J. Med.*, **333**, 1369-1373, 1995
23) 日野英忠，猪俣久岳，赤尾明俊：良性頭蓋内圧亢進症を主徴としたビタミンA急性過剰症，神経内科，**29**，83-85，1988
24) Khadgawat Rajesh, Goswami Ravinder, Gupta Nandita, Seith Asu, Mehta Ajay Prakash：Acute Vitamin D Toxicity in an Infant, Clinical Pediatric Endocrinology, **16**, 89-93, 2007
25) Simons L.A., Von Konigsmark M., Balasubramaniam S.：What dose of vitamin E is required to reduce susceptibility of LDL to oxidation?, *Aust. N. Z. J. M.*, **26**, 496-503, 1996
26) 田坂勝，内山温，瀬島斉 他：ビタミンK欠乏性凝固異常を伴った腸リンパ管拡張症による蛋白漏出性胃腸症の乳児例，小児科臨床，**54**，1743-1747，2001
27) 厚生労働省，日本人の食事摂取基準（2005年版），p.79-118，第一出版，2005
28) 高松英夫，秋山洋，野口啓幸 他：高カロリー輸液施行中に血中亜鉛，銅，マンガン，セレンの低下がみられた全腸管無神経節症の1例，外科と代謝・栄養，**25**，495-498，1991
29) Jeejeebhoy K.N., Chu R.C., Marliss E.B., *et al.*：Chromium deficiency, glucose intolerance, and neuropathy reversed by chromium supplementation in a patient receiving long-term total parenteral nutrition, *Am. J. Clin. Nutr.*, **30**, 531-538, 1977

30) 斎藤義朗, 木村清次, 根津敦夫 他：微量元素製剤使用に伴い大脳基底核/視床にMRI-T1短縮像を認めた小児神経疾患の5症例, 脳と発達, **28**, 39-43, 1996
31) Forbes G.M., Forbes A.：Micronutrient status in patients receiving home parenteral nutrition, Nutrition, **13**, 941-914, 1997
32) 三木浩和, 桑山泰治, 原朋子, 尾崎敬治 他：汎血球減少症, 徐脈, 神経症状を呈した銅欠乏症, 臨床血液, **48**, 212-216, 2007
33) 藤井光広, 足立陽子, 角熊俊也 他：長期中心静脈栄養下で微量元素（銅）欠乏による貧血, 白血球減少をきたした1例, 日本内科学会雑誌, **92**, 2244-2246, 2003
34) 志津野江里, 松橋有紀, 丹藤雄介 他：亜鉛欠乏症を呈した慢性膵炎の一例, 消化と吸収, **26**, 51-54, 2004
35) 松田晃彦, 片岡美紀子, 佐藤誠 他：マンガン欠乏に関する基礎的研究（第1報）ラットによるマンガン欠乏症の検討, *Biomedical Research on Trace Elements*, **4**, 7-15, 1993
36) Ishida Tetsuya, Himeno Katsuro, Torigoe Yasuko, *et al.*：Selenium Deficiency in a Patient with Crohn's Disease Receiving Long-term Total Parenteral Nutrition, *Internal Medicine*, **42**, 154-157, 2003
37) 望月英樹, 横田眞二, 金子一也 他：セレン欠乏症に起因すると思われる拡張型心筋症を合併したSEPの1例, 日本透析医学会雑誌, **34**, 1095-1099, 2001
38) Abumard N.N., Schneider A.J., Steel D., *et al.*：Amino acid in tolerance during prolonged total parenteral nutrition reversed by molybdate therapy, *Am. J. Clin. Nutr.*, **34**, 2551-2559, 1981

演 習 問 題

次の文の正誤について判別し, ○×で答えよ.
1. ブドウ糖1gは, 約9kcalのエネルギーを有する.
2. バリン, ロイシン, イソロイシンは分岐鎖アミノ酸であり, かつ, 必須アミノ酸でもある.
3. E/N比とは, 必須アミノ酸と非必須アミノ酸の比のことである.
4. NPC/N比は, 通常, 100～150になるように処方設計する.
5. 肝性脳症改善目的のアミノ酸製剤は, Fischer比が低めになっている.
6. 脂肪乳剤は, フィルターを使わずに末梢血管から点滴する.
7. 脂肪乳剤（点滴）とワルファリン（経口）を併用すると, ワルファリンの効果が減弱する.
8. リン酸イオンとカルシウムイオンの沈殿を防止するため, TPN基本液の液性は弱塩基性になっている.
9. メイラード反応の前期反応では, 還元糖のカルボニル基にアミノ酸のアミノ基が求核が付加して, Schiff塩基を生成する.
10. 高カロリー輸液療法において乳酸アシドーシスを予防するためには, ビタミンB_6を併用しなければならない.
11. 経静脈栄養法のみで長期間栄養補給を続けていると, bacterial translocationを起こす危険性が高まる.
12. 水溶性ビタミンは脂溶性ビタミンに比べ体内に蓄積しやすい.

13. ビタミン B_{12} は銅を含有するビタミンで，欠乏症として悪性貧血がある．
14. 完全静脈栄養の患者にビタミン B_1 を投与することで，呼吸性アシドーシスの発生を抑制することができる．
15. 亜鉛欠乏症の一つに味覚異常がある．

正解と解説

1. （×）4 kcal
2. （○）
3. （○）
4. （×）150〜200
5. （×）高めにする．
6. （○）
7. （○）脂肪乳剤原料のダイズ油中にビタミン K_1 が含まれており，これがワルファリンの抗血液凝固作用に拮抗する．
8. （×）弱酸性
9. （○）
10. （×）ビタミン B_1
11. （○）
12. （×）脂溶性ビタミンが蓄積しやすい．
13. （×）コバルトを含有する．
14. （×）代謝性アシドーシス
15. （○）

第5章 症例

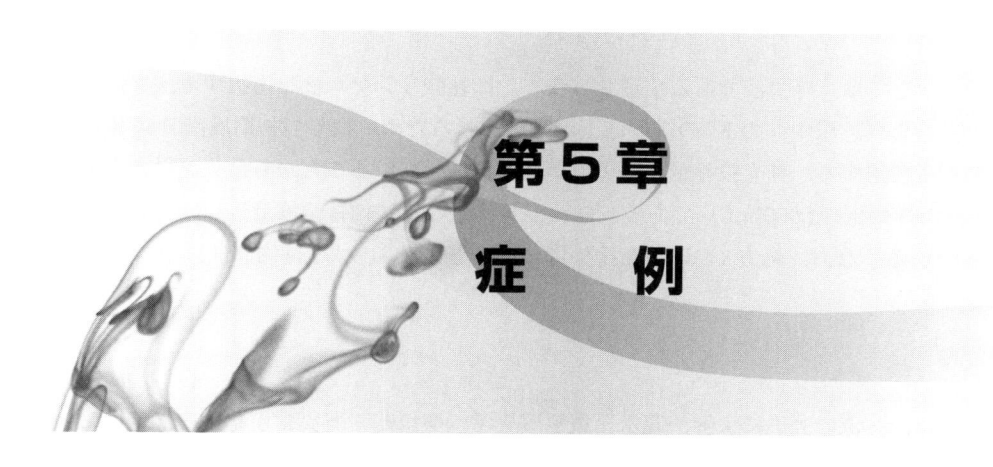

1 脱水症

[症例]
　81歳男性，3日前から下痢，嘔吐が続き，ほとんど食事が摂取できない状態であった．朝，起きてこないのを家人が発見し，救急搬送された．

[身体所見]
　身長：168 cm，体重：45 kg（平常時47 kg），血圧：97/66 mmHg，心拍数：96回/分，体温：37.8℃，意識レベル：JCS 1，口腔内は著しく乾燥

[検査所見]
　Na^+：145 mEq/L，K^+：3.9 mEq/L，Cl^-：100 mEq/L，BUN：50.2 mg/dL，Cr：1.8 mg/dL

[症例へのアプローチ]
　下痢，嘔吐を伴う感冒による脱水症である．患者の体重が2 kg減少している．これは，体液が2 L不足していることを示している．検査値は，Na^+，K^+，Cl^-が基準値内である．また，BUNは中等度上昇，Crは基準の上限を超えていることから，腎不全も認める．
　脱水症は，体液が欠乏した状態であり，水とNa^+の欠乏状態により，高張性脱水，等張性脱水，低張性脱水の3つに分けられる．本症例では，Na^+，Cl^-が正常範囲内であることから，等張性脱水と考えられる．等張性脱水の典型例はコレラであるが，コレラがほとんど見られなくなった現在でも，大量の細胞外液（出血，嘔吐，下痢，熱傷など）が失われた際によく見られる．

[処方内容]
1）生理食塩液　1,000 mL（4時間で投与）
2）生理食塩液　500 mL（1）に続いて，2時間で投与）
3）5％ブドウ糖液　1,000 mL（2）に続いて，4時間で投与）

[処方解説]

投与する輸液としては，等張液である生理食塩液または乳酸リンゲル液を選択する．また，腎不全の症状が認められ，尿中へのK^+の排泄低下が考えられるため，投与の初期段階ではKを含まない輸液製剤を使用する．補充投与量は，体液が2L不足していることから，欠乏量に安全係数である1/2をかけた値（1,000 mL）である．総投与量は，これに維持輸液量（1,500 mL）を加え，2,500 mLとする．なお，処方1）は補充投与量に，処方2），3）は維持輸液量に相当する．

[ポイント]

下痢，嘔吐

　下痢，嘔吐では，体液の喪失により，脱水，電解質異常，酸塩基平衡異常が起こる．経口による水分補給ができない場合に輸液療法が適応となる．成人における1日の消化液分泌量は，約8Lであり，食物や飲水からの水分（約2L）を合わせて約10Lの水分が消化管に流入する．そのほとんどは小腸，大腸で吸収され，糞便中に排泄される水分は，約100 mLである．下痢，嘔吐では，これらの消化液が吸収されずに電解質と共に排泄される．下痢では，脱水，高クロール性代謝性アシドーシス，低カリウム血症をきたす場合がある．また，嘔吐では，脱水，低クロール性代謝性アルカローシス，低カリウム血症をきたす場合がある．

高張性脱水，等張性脱水，低張性脱水

　第2章2.2　水・電解質異常　4 水・電解質異常　参照

体液欠乏量

　体液欠乏量は，以下の式により推定する．
　① 体重から推定する方法

　　　体液欠乏量 = 健常時体重 − 現在の体重
　② ヘマトクリット（Hct）値から推定する方法

　　　体液欠乏量 = （1 − 45/Hct）×体重× 0.6　　（45はHctの正常値）
　③ 血清総タンパク（TP）値から推定する方法

　　　体液欠乏量 = （1 − 7/TP）×体重× 0.6　　（7はTPの正常値）
　④ 血清Na^+濃度（Na）から推定する方法

　　　体液欠乏量 = （1 − 140/Na）×体重× 0.6　　（140はNaの正常値）

　　これらの式は，患者の上記の検査値が正常値であり，体重の60％が全体水分量であると仮定している．

　臨床症状からも，ある程度の脱水量の予測が可能である．

2　熱　傷

[症例]

　55歳，女性．自宅にて料理中，熱湯を体に浴びて，救急外来を受診した．下腹部前面，両大

腿前面にⅡ度の熱傷がある．熱傷面積は36％であった．

［身体所見］
　身長：165 cm，体重：58 kg，血圧：140/95 mmHg，心拍数：96回/分，体温：36.5℃，意識レベル：JCS 1

［検査所見］
　Na^+：145 mEq/L，K^+：4.9 mEq/L，Cl^-：100 mEq/L，BUN：27.2 mg/dL，Cr：1.2 mg/dL，動脈血pH：7.37，PaO_2：90 Torr，$PaCO_2$：40 Torr，HCO_3^-：24 mEq/L

［症例へのアプローチ］
　広範囲熱傷の急性期（受傷直後から48時間後まで）は，微小血管の透過性が急速に亢進して血漿成分が血管外組織へ漏出し，循環血流量の減少が起こる．頻脈，血圧低下，心拍出量減少，末梢血管抵抗増大，乏尿がみられる．この時期を熱傷ショック期という．循環血流量の減少を補うために大量の輸液が必要となる．

［処方内容］
（受傷直後から24時間の輸液）
1）乳酸リンゲル　4,000 mL（8時間で投与）
2）乳酸リンゲル　4,000 mL（1）に続いて，16時間で投与）

［処方解説］
　熱傷の輸液療法は，細胞外液の補充であり，等張性輸液を用いる．一般に成人ではBaxter法に従い，乳酸リンゲル液を投与する．
　Baxter法：1日量として，体重（kg）×熱傷面積（％）×4 mLの乳酸リンゲル液を投与する．最初の8時間で1日量の半量を，16時間で残りを投与する．
　本症例では，58 kg × 36% × 4 mL = 8,352 mLとなり，最初の8時間で4,000 mL，その後の16時間で4,000 mLを投与する．なお，この時期に膠質液を投与しても，血管透過性亢進があるため血管外に漏出して浮腫を増加させるだけであり，効果的ではない．受傷後24時間以降に投与する．

［ポイント］
熱傷深度
　熱傷時に，どれくらいの深さまで皮膚組織が損傷を受けたかを表す指標である．熱傷の重症度や予後は，熱傷深度，熱傷面積，年齢によって左右される．日本熱傷学会の分類（表5.1）は，以下の通りである．
　Ⅰ度熱傷：障害が表皮内に留まるもの．
　Ⅱ度熱傷：障害が真皮内に留まるもの．浅達性Ⅱ度熱傷と深達性Ⅱ度熱傷に分ける．

表 5.1　熱傷深度分類

分　類	外　見	症　状	傷害組織	経　過
Ⅰ度	発赤・紅斑	疼痛・熱感	表皮・角質層	数日
Ⅱ度（浅達性）	水疱・発赤・びらん	疼痛・灼熱感・知覚鈍麻	真皮（有棘層・基底層）	1〜2週間
Ⅱ度（深達性）			真皮（乳頭層・乳頭下層）	4〜5週間
Ⅲ度	蒼白・羊皮紙様	無痛	真皮全層・皮下組織	1か月以上

Ⅲ度熱傷：障害が皮下組織まで及ぶもので，炭化熱傷を含む．

<u>熱傷面積の算出方法</u>

　熱傷面積の算出には，ランド-ブラウダーの公式，9の法則（図5.1），5の法則，手掌法の4つの算定法がある．正確な熱傷面積の算定はランド-ブラウダーの公式で行うが，煩雑であり，9の法則，5の法則といった簡便な公式を用いて輸液治療を開始する．通常，成人では9の法則を，幼少児では5の法則を用いる．

　9の法則：各部位を9％で区分けし，11か所の9％と陰部の1％を合計して100％とした算出方法．小児では，四肢が大きく評価され，頭部が過小評価されるため適応しない．

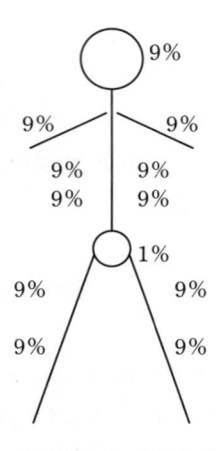

図5.1　9の法則による熱傷面積の推定

<u>熱傷ショック期，利尿期</u>

　広範囲熱傷の急性期（受傷直後から48時間後まで）は，微小血管の透過性が急速に亢進して血漿成分が血管外組織へ漏出し，循環血流量の減少が起こる．頻脈，血圧低下，心拍出量減少，末梢血管抵抗増大，乏尿がみられる．この時期を熱傷ショック期という．48時間以降では漏出していた浮腫液が循環血液中に還流し，血圧は安定し，心拍出量増加と尿量増加がみられる利尿期となる．

3 腎不全

a) 急性腎不全

[症例]
　35歳，女性．自転車にぶつかり転倒し，右足を捻挫した．近医の整形外科にて，ロキソプロフェン 60 mg 3 錠/日，5 日分が処方された．服用開始後 1 日間は，痛みのため摂食と水分摂取が著しく減少していた．4 日目の朝，全身倦怠感が強く，また尿量が減少していることに気付き，病院の腎臓内科を受診した．

[身体所見]
　身長：160 cm，体重：48 kg，血圧：120/75 mmHg，心拍数：96 回/分，体温：36.5℃，顔面蒼白

[検査所見]
　Na^+：145 mEq/L，K^+：5.0 mEq/L，Cl^-：100 mEq/L，BUN：52.2 mg/dL，Cr：2.2 mg/dL，FENa：0.5，尿タンパク（±），円柱（−）（1 か月前の検査　BUN：17.0 mg/dL，Cr：0.70 mg/dL）

[症例へのアプローチ]
　経過より，ロキソプロフェンによる急性腎不全が疑われた．一般に，急性腎不全の少なくとも 25％ が，薬剤によるものであるといわれている．

[処方内容]
　生理食塩液　500 mL（2 時間で投与）

[処方解説]
　患者の痛みは改善しており，水分摂取が可能であったため，外来での生理食塩液のみの点滴とした．患者には，水分・食事摂取を十分にすることを指示し，自宅静養となった．

[ポイント]
<u>急性腎不全の輸液</u>
　急性腎不全は，腎前性，腎性，腎後性に分類されている．腎前性急性腎不全は，脱水や出血で循環血漿量の低下が起こり，腎血流量が減少することにより起こる．したがって，輸液により腎機能は回復する．しかしながら，腎性，腎後性では，輸液を大量に行うと心不全や肺水腫になるおそれがある（表 5.2）．

表 5.2　腎前性急性腎不全と腎性急性腎不全の鑑別

	検尿所見	尿浸透圧 (mOsm/L)	（尿/血清）クレアチニン比	尿 Na 濃度 (mEq/L)	FENa*
腎前性急性腎不全	少ない	> 500	> 40	< 20	< 1
腎性急性腎不全	タンパク（＋），潜血（＋），円柱（＋）	< 350	< 20	> 40	> 1

* FENa：（尿中 Na ×血清クレアチニン）/（血清 Na ×尿中クレアチニン）× 100．糸球体でろ過された Na の何 % が尿に排泄されるかを示す．

薬剤性急性腎不全

　非ステロイド性抗炎症薬（NSAIDs），アミノ配糖体抗菌薬，抗がん薬ならびに造影剤によるものが頻度が高く重症になりやすい．血清クレアチニンや尿素窒素の上昇により気付くことが多い（表 5.3）．

表 5.3　薬剤性急性腎不全

分　類	原因薬物
腎前性腎不全	非ステロイド性消炎鎮痛薬
	アンジオテンシン変換酵素阻害薬
	アンジオテンシンⅡ受容体拮抗薬
腎後性腎不全	抗がん剤による腫瘍崩壊症候群，その他結晶形成薬剤
腎性腎不全	抗生物質，抗菌薬，シスプラチン，マイトマイシン

b）慢性腎不全

［症例］

　45 歳，女性．慢性腎炎から腎不全となり，10 年前から腹膜透析導入となり，6 か月前から週 3 回の血液透析に変更になっている．今回，検診にて大腸がんが発見され，切除のため手術を行った．術後，食事摂取ができないため，中心静脈から 10％ブドウ糖液の投与を開始し，術後 5 日目より高カロリー輸液療法が実施された．

［身体所見］

　身長：160 cm，体重：48 kg，血圧：125/75 mmHg，心拍数：86 回/分，体温：36.5℃

［検査所見］

　Na^+：137 mEq/L，K^+：5.0 mEq/L，Cl^-：107 mEq/L，Ca：8.0 mg/dL，P：6.4 mg/dL，BUN：70.5 mg/dL，Cr：14.5 mg/dL，Hb：10.5 g/dL，Ht：32.0％，TP：6.0 g/dL，CRP：0.4 mg/dL

［症例へのアプローチ］

　血液透析患者，腹膜透析患者を含めた腎不全患者への高カロリー輸液では，尿量の減少，アミノ酸代謝，電解質バランス等の対処が必要となる．

[処方内容]

ハイカリックRF	750 mL
キドミン	300 mL
メディジェクト	10 mL

[処方解説]

透析患者の輸液量については，絶食時は〔1,800（1日の摂取水量）− 300（代謝水量）− 500（飲水量）＋尿量〕mL/日であり，本症例の場合，尿量がほとんどないため，約1,000 mLとなる（表5.4）．カロリーは，60歳未満で35 kcal/kg，60歳以上で30 〜 35 kcal/kgが必要とされている．

表5.4 透析患者の輸液療法

```
基本輸液量（mL／日）
    絶飲食時：1800 − 300 ＋尿量
    絶食時：1800 − 300 − 500 ＋尿量
    通常時：尿量＋最小量
     発熱時：通常時＋ 500
     発汗時：通常時＋ 500 〜 1000
     下痢時：通常時＋ 500 〜 1500
電解質
    Na：NaClとして3 〜 5 g
       下痢時：30 〜 120 mEq/L
       嘔吐時：5 〜 100 mEq/L
    K ：Kフリーとする
アミノ酸
    高カロリー輸液でない場合に
       腎不全用アミノ酸製剤 200 mL／日程度
```

4 肝不全

[症例]
　70歳，男性．C型慢性肝炎から肝硬変となり，外来通院中であった．便秘で内服薬の処方を受けていたが，便通コントロールは不良であった．歩行困難，見当識障害を訴えて受診した．

[身体所見]
　身長：165 cm，体重：63 kg，血圧：100/67 mmHg，心拍数：78回/分，体温：35.5℃，意識レベル：JCS 20

[検査所見]
　Na^+：137 mEq/L，K^+：4.3 mEq/L，Cl^-：107 mEq/L，BUN：11.5 mg/dL，Cr：0.8 mg/dL，NH_3：290 μg/dL

[症例へのアプローチ]
　血中のアンモニア値が290 μg/dLと高値であり，肝性脳症と診断された．

[処方内容]
　アミノレバン点滴静注　500 mL（5時間で点滴静注）

[処方解説]
　フィッシャー比が高い肝不全用アミノ酸輸液製剤の投与を行う．
　便秘が，肝性脳症発現の要因になることが多いので，緩下剤や浣腸で便の排出を促進させる．また，ラクツロースの経口投与を行う．ラクツロースは，小腸ではほとんど消化されず，結腸で乳酸菌などにより乳酸と酪酸に分解され，これらの酸が腸管内アンモニアの産生を抑制し，肝性脳症の症状を改善する．さらに，分解されずにそのまま大腸に達することから，浸透圧性の緩下作用を示す．

[ポイント]
肝性脳症
　肝不全時にみられる意識障害．劇症肝炎時の急激で広範な肝細胞壊死による急性型，肝硬変時の門脈-大循環短絡に種々の程度の肝細胞機能障害が加わった慢性型に大別される．高アンモニア血症が原因とされているが，血中BCAAの減少とAAAの増加（アミノ酸インバランス）によって起こる偽性神経伝達物質説やGABA-BZ（γ-アミノ酪酸-ベンゾジアゼピン）説など，多くの因子の関与が示唆されている．

5 糖尿病

[症例]
　35歳，女性．患者は，口渇，多飲，多尿，体重減少が出現し，近医で高血糖を指摘され，外来受診した．血糖値は，480 mg/dL，尿ケトン体陽性，代謝性アシドーシスを認め，糖尿病性ケトアシドーシス（DKA）と診断された．

[身体所見]
　身長：155 cm，体重：43 kg，血圧：90/67 mmHg，心拍数：65 回/分，体温：36.2℃

[検査所見]
　Na^+：135 mEq/L，K^+：5.3 mEq/L，Cl^-：95 mEq/L，HCO_3^-：16 mEq/L，血糖値：530 mg/dL，尿ケトン体：＋＋，動脈血pH：7.10，PaO_2：98 Torr，$PaCO_2$：38 Torr

[症例へのアプローチ]
　DKAでは，1型糖尿病の発症直後や治療不良，2型糖尿病患者の清涼飲料水の飲み過ぎなどでインスリンの急激な作用不足が生じ，ブドウ糖の利用ができない状態になる．その代わりに脂肪が分解され，ケトン体，特にβ-ヒドロキシ酪酸が産生・蓄積され，代謝性アシドーシスが引き起こされる．

[処方内容]
1-1）生理食塩液　1,000 mL（1時間で）
1-2）生理食塩液　1,000 mL（2時間で）
1-3）生理食塩液　2,000 mL（18時間で）
　　　（血糖値が300 mg/dL以下になれば，5％ブドウ糖液に変更する）
　同時に0.2単位/kgのインスリンを静脈投与する．その後インスリン100単位を生理食塩液に溶解し，総量を100 mLとしたものを輸液ポンプにて0.1単位/kg/時間で静脈内投与する．1時間当たりの血糖降下が50～100 mg/dLになるようにインスリンの投与速度を調節する．

[処方解説]
　治療の基本としては，十分な補液による脱水の補正，インスリンの投与による血糖のコントロール，アシドーシスの改善である．脱水補正としては，輸液開始時の最初の1時間で1,000 mL投与する．血糖のコントロールとしてインスリンの投与を行うが，インスリン投与によりケトン体の合成が抑制されアシドーシスが改善する．また，電解質管理も重要であるが，K^+はインスリン投与によりブドウ糖と共に細胞内に取り込まれ，低下することが多いので頻回にチェックし，補正を行う．

[ポイント]

脱水が起こる機序

血糖の上昇により血漿浸透圧が上がり，細胞内から細胞外へ水分が移動し，細胞内脱水となる．血漿浸透圧上昇は浸透圧利尿を生じ，尿量が増加する（細胞外脱水）．したがって，血糖の上昇により細胞内脱水と細胞外脱水が生じる．

糖尿病で起こる昏睡

糖尿病で起こる昏睡には，DKAの他に高血糖高浸透圧昏睡（HONK），乳酸アシドーシス，低血糖性昏睡がある．DKAとHONKは，糖尿病の代表的な急性合併症であり，DKAではインスリンの絶対的不足と脱水，HONKでは高度の脱水とインスリンの相対的不足が認められる．

6 がん化学療法時におけるハイドレーション

[症例]

62歳の女性．肺がんの診断で右肺下葉切除術を施行した（非根治術）．術後化学療法を施行したものの，骨転移が認められ，放射線療法施行により口腔および消化器粘膜障害にて下痢を1日に数回起こしており摂食も不十分となった．

[身体所見]

体重：発病時（健常時体重48 kg）から右肺下葉切除術施行後40 kgと減少．血圧：120/80 mmHg，体温：36.7℃

[検査所見]

Na^+：130 mEq/L，K^+：5.1 mEq/L，Cl^-：94 mEq/L，BUN：36 mg/dL，Cr：0.5 mg/dL，Alb：2.9 g/dL，AST（GOT）：36 IU/L，ALT（GPT）：38 IU/L，Hb：9.0 g/dL

[症例へのアプローチ]

化学療法を施行するがん患者の多くは進行・再発がんであり，進行がんに伴う代謝障害や，手術などの過去の影響を受け，程度の差はあるものの栄養障害をきたしている場合が多い．一般的に化学療法時には，腎障害と消化器障害に注意して観察する必要がある．また，化学放射線療法の場合，消化器粘膜障害のリスクが高まるため，より注意が必要である．粘膜障害による嚥下困難時には症状に応じて流動食の検討や高カロリー製剤などの栄養管理が必要となる．本症例は等張性脱水（Na^+：130〜150 mEq/L）であり，以下の式により補正される．

- 水分欠乏量＝健常時体重－現在の体重
- 維持量としては　1日水分量＝30〜35 mL/kg
  　　　　　　　　1日Na^+量＝2 mEq/kg

抗がん剤には腎臓に対する直接的な障害作用をきたしやすいものがあり，特にシスプラチンは腎障害をきたす代表的な抗がん剤である．この腎障害の予防には十分な尿量の確保が有効となる．したがって，シスプラチン投与当日には100～150 mL/時間の尿量を確保する．このため，利尿薬の投与も必要でマンニトールを使用することが多い．

栄養状態は，決して良くない．近年，がん患者に対してがん治療成績の向上目的に積極的に免疫栄養が用いられている．栄養成分としては，グルタミン，アルギニン，ω-3脂肪酸，核酸が知られており，これらを含む経腸栄養剤インパクト等が市販されている．現時点では免疫栄養としては経腸栄養剤のみであるが，近い将来には輸液製剤も開発されると思われる．

[処方内容]
① ハイカリックRF　　　　500 mL
　キドミン　　　　　　　200 mL
　マルタミン　　　　　　1 V
② PPF　　　　　　　　　50 mL/時間
③ ヴィーンF　　　　　　50 mL/時間

[処方解説]
通常，腎機能障害時の輸液療法は，代謝異常に伴う随伴症状の改善，または補助栄養療法として行う．本症例においては，がん化学療法施行による可逆的な腎障害と放射線療法施行により口腔および消化器粘膜障害をきたし摂食不良からなる栄養障害と考えられる．

ガイドラインでは，急性期での栄養補給では，必須アミノ酸および非必須アミノ酸をバランス良く含む食事を摂取させること．必須アミノ酸のみからなるアミノ酸輸液は，特殊な場合（尿素合成量を減少させることなど）にごく短期間のみ使用し，血清アンモニア値をモニターしながら使用しなければならないことから，本剤を選択した．

[ポイント]
① 抗がん剤などにより腎不全を惹起した場合はNPC/N比を400以上とする．
② 敗血症，熱傷，腎不全時はBCAA含量の高い輸液を行う．
③ 抗生物質を多用時にはビタミンKの補充を行う．

7　小児（下痢，嘔吐）

[症例]
1歳の男児．2～3日前より下痢による脱水にて約12時間排尿はない．飲水するものの腹痛とともに嘔吐を繰り返し来院となった．

[身体所見]
体重：10 kgから9 kgへ低下，血圧：73/45 mmHg，体温：37.8℃

[検査所見]

Na$^+$：120 mEq/L，K$^+$：4.6 mEq/L，Cl$^-$：104 mEq/L，HCO$_3^-$：18 mEq/L

[症例へのアプローチ]

本患児は，10％の体重が低下した低張性脱水で，循環血漿量が低下していると考えられた．低張性脱水であれば低ナトリウム血症の補充を行う．血清Na$^+$濃度を125 mEq/Lへ増加させるための必要量は以下の式により計算される．

> 必要電解質量（mEq）＝（C − Co）× f ×体重（kg）
> C ：目標とする血清電解質濃度の正常下限値
> Co：患者の現在の血清電解質濃度
> f ：電解質が体内に分布する体液相により導かれた安全係数
> Na$^+$：0.6，Cl$^-$：0.2，HCO$_3^-$：0.25 （第一線医師・研修医・コメディカルのための新・輸液ガイド，2007年，文光堂）

以上の計算式にて算出された必要電解質が電解質補正液何mLに相当するかを計算する（表5.5）．

表5.5　小児領域で用いられる電解質補正用液

商品名	濃度 (mEq/mL)	規格 (mL)
Na補正用剤		
10％大塚食塩注（大塚工場）	Na$^+$：1.722，Cl$^-$：1.711	20
塩化ナトリウム注10％（テルモ）		20（シリンジ）
K補正用剤		
1モル塩化カリウム液（味の素）	K$^+$：1.0，Cl$^-$：1.0	10
Ca補正用剤		
大塚塩カル注2％（大塚工場）	Ca^{2+}：0.36	20
P補正用剤		
補正用リン酸二カリウム液（大塚工場）	K$^+$：1.0，HPO$_4^{2-}$：1.0	20
Mg補正用剤		
コンクライト-Mg注 0.5モル（大塚工場）	Mg^{2+}：1	20
マグネゾール注（鳥居）	Mg^{2+}：0.81	20

明らかな低張性脱水のある体重9 kgの患児の血清Na$^+$濃度120 mEq/Lを125 mEq/Lにしたい場合，

必要量（mEq）＝（125 − 120）× 0.6 × 9（kg）＝ 27 mEq

である．しかし，低張性脱水，高張性脱水ともに血清Na$^+$濃度を急激に補正すべきでない．低ナトリウム血症の急速な補正によりミエリン溶解，高ナトリウム血症の急速な補正により脳浮腫を生じる危険がある．どちらの場合も平均0.5 mEq/L/時間以下の補正速度であれば安全とされている．

［処方内容］

ステップ1：急速初期輸液（0～3時間程度）

　　・ソリタT 1号：10～20 mL/kg/時間（乳幼児：100～200 mL/時間，学童：200～500 mL/時間），点滴静注
　　排尿がみられたら次のステップに移る．

ステップ2：緩速均等輸液

　　① ソリタT 3号：150～200 mL/kg/日，点滴静注
　　　　　　　　↓
　　② ソリタT 2号：150～200 mL/kg/日，点滴静注
　　［（喪失量－ステップ1の補充量）＋維持量］を（24時間－ステップ1の時間）で均一に輸液を実施する．

ステップ3：維持輸液＋損失の補充

　　① ソリタT 3号：維持に必要な水分量，点滴静注

［処方解説］

　小児の脱水では，まず体重測定と血清電解質測定を行い，脱水の程度と脱水症のタイプ（等張性脱水，低張性脱水，高張性脱水）を評価しなければならない．低張性脱水，高張性脱水は小児ではよくみられる脱水である．

　中等症脱水の場合は処方①にて可能であるが，重症の脱水の場合はNa^+の喪失も多いので，処方②を12時間程度輸液し，その後，処方①に変更する．その間は，数時間ごとに血清電解質を測定し，水分および電解質の補正が適切に行われていることを確認する．

　低張性脱水の場合も処方②を点滴静注し血清電解質値を観察しながら，処方①に変更する．

　維持輸液で生理的に必要な水分量を輸液する．1日に必要な水分量は年齢により異なる（表5.6）．嘔吐，下痢が激しい場合には，それによる喪失量を維持量に加える．体温が38℃以上の場合は，1℃ごとに維持量の12％増加し，または10 mL/kg/日を維持量に加える．

表5.6　小児の必要水分量および必要電解質

	水分（mL/kg/日）	電解質（mEq/kg/日）		
		Na	K	Cl
乳　児	100～150	3～4	2～3	3～4
幼　児	60～90	3～4	2～3	3～4
学　童	40～60	3～4	2～3	3～4

（高久史麿，水島裕監修：今日の処方　改訂第4版，p.862，南江堂，2007）

［ポイント］

・乳児，幼児，学童に応じた輸液速度を励行する．
・初期輸液にはK^+を含有しない生理的食塩液またはNa^+濃度が90 mEq/L程度の輸液を選択する．
・脱水が強く血清Na^+濃度が異常を呈する患者には輸液開始後に全身状態の評価と血清Na^+濃度

8　高齢者の多臓器不全

[症例]
　75歳の女性．3日前から風邪をこじらせここ数日，水分は摂取するものの腹痛とともに多量の下痢を起こし食事は十分に摂取できていない．自力にて来院しそのまま入院となった．

[身体所見]
　身長：145 cm，体重：40 kg（平常時43 kg），血圧：110/82 mmHg，体温：37.0℃

[検査所見]
　血中 Na^+：130 mEq/L，血中 K^+：3.5 mEq/L，水様性便中 Na^+：65 mEq/L，水様性便中 K^+：26 mEq/L，BUN：基準値上限，Cr：基準値
　腎障害は認められなかった．

[症例へのアプローチ]
　低ナトリウム血症の原因は Na^+ の喪失あるいは水分の貯留が考えられる．本症例の場合，腎障害がないことから前者は考えにくい．Na^+ 濃度が低下しているにもかかわらずADHの分泌が抑制されないために起こった水分の排泄障害が疑われる．

[処方内容]
・細胞外液補充液　500 mL（2時間で投与）
　必要に応じてリン酸二カリウム液20 mL混注
　（注：K^+ は10 mEq/時間以下の速度で緩徐に投与）

[処方解説]
　高齢者の脱水では水分と Na^+ などの電解質の喪失の両方が起こることがほとんどである．高張性あるいは低張性になるかは両者のバランスで決まる．輸液量は，それまでに失われた水分，電解質量に維持量を加えたものとなる．高齢者では失われた水・電解質の推定がしばしば困難なことが多い．急激な補正は避け，3日程度をかけて行うとよい．

$$開始輸液水分量＝維持水分量＋水分欠乏量 \times 1/3$$

　水分欠乏量はあくまで推定であることから経時的に血液，尿検査の数値を確認しながら輸液量を決定する．

[ポイント]
・高齢者は細胞内液の減少，各種臓器（腎臓，心臓）等の予備能力低下に伴い水・電解質異常を

きたしやすい.
・高齢者は体液調整機能が低下しているため,輸液量や輸液速度の安全域が狭い.
・高齢者は渇中枢の機能が低下しているため口渇など脱水症状が出にくい.低栄養や貧血に脱水を合併した場合,TP 値や Hct 値は正常値となる.

参考文献

1) 遠藤正之編著:ケーススタディ輸液ガイダンス,中外医学社,2006
2) 鍋島俊隆監修,杉浦伸一編著:症例から学ぶ輸液療法―基礎と臨床応用,じほう,2005
3) 飯野靖彦著:一目でわかる輸液,メディカル・サイエンス・インターナショナル,1997
4) 和田攻,大久保昭行,矢崎義雄,大内尉義編著:第一線医師・研修医・コメディカルのための新・輸液ガイド―すぐ役立つ手技・手法のすべて,文光堂,2007
5) 今井裕一著:酸塩基平衡,水・電解質が好きになる―簡単なルールと演習問題で輸液をマスター,羊土社,2007

日本語索引

ア
アイソトニック 28
亜鉛 95
アシドーシス 41
アスコルビン酸 90
アニオンギャップ 43
アミノ酸 53
アミノ酸投与量 50
アミノ酸輸液製剤 72
アミノトリパ 82
亜硫酸塩 75
亜硫酸オキシダーゼ 97
アルカローシス 41
アルデヒドオキシダーゼ 97
アルドステロン 2
安静時エネルギー消費量 50
安全キャビネット 14
アンプル 12, 19, 20, 21
RAA系 3

イ
維持液 60
イージーピールシール 10
維持輸液 65
1号液 60

エ
栄養バランス異常 44
栄養評価 48
栄養補給法 70
栄養輸液 57
栄養輸液製剤 64, 69
栄養療法 50, 52
エネルギー代謝変化 45
エルゴカルシフェロール 92
エレメンミック 93
遠位尿細管 4
NPC/N比 51

オ
嘔吐 111
汚染リスク 13

カ
開始液 60
カテーテル敗血症 86
ガラスボトル 9
カリウム代謝異常 34
カルシウム代謝異常 34
カルシトニン 34
がん化学療法の症例 110
緩衝系 37
肝性脳症 108
肝不全の症例 108

キ
飢餓 45
キサンチンオキシダーゼ 97
基礎エネルギー消費量 50
揮発性酸 37
客観的データ栄養評価 49
キャップ 11
急性腎不全の症例 105
近位尿細管 4

ク
クリーンベンチ 14
クレアチニン 6
クロム 97
クワシオルコル型 44, 45

ケ
経管栄養法 70
経静脈的栄養法 69
経腸栄養法 69
血漿 24
血漿増量剤 57, 63, 65
欠乏輸液 65
下痢 111

コ
コアリング 10, 18
高カリウム血症 34
高カルシウム血症 34
高カロリー輸液 106
高カロリー輸液製剤 79, 85
高カロリー輸液療法 9, 86
膠質浸透圧 27, 28
恒常性 1
高張 28
高張性脱水 31
高ナトリウム血症 33
高濃度アミノ酸剤 72, 73
高濃度糖加維持液 78
高マグネシウム血症 35
抗利尿ホルモン 3, 5
高リン血症 35
高齢者の多臓器不全 114
呼吸性アシドーシス 41

呼吸性アルカローシス 42
5％ブドウ糖液 58
ゴム栓 11
コレカルシフェロール 92

サ
細胞外液 1, 24
細胞内液 2, 24
酸塩基平衡 37
酸塩基平衡異常 37
3号液 60
3室構造キット製剤 84
三大栄養素 52

シ
シアノコバラミン 90
糸球体嚢 3
糸球体ろ過 4
脂質 54
脂質投与量 51
脂肪乳剤 76
脂肪乳剤製剤 76
集合管 39
主観的包括的栄養評価 48
術後回復液 60
晶質浸透圧 27
脂溶性ビタミン 91
小児 111
症例 101
食作用 5
除脂肪体重 47
シリンジ 17
腎性急性腎不全 106
腎前性急性腎不全 106
腎臓 3
浸透圧 27
浸透圧の計算 28
浸透圧輸液製剤 64, 65
腎不全の症例 105
心房性ナトリウム利尿ペプチド 2

ス
水分補給輸液 57
水分補給輸液製剤 58
水溶性ビタミン 87

セ
生理食塩液 28
セレン 96

ソ

総エネルギー消費量　50
組織間液　24

タ

体液の恒常性　1
代謝水　30
代謝性アシドーシス　42
代謝性アルカローシス　42
代償機構　41
多臓器不全　114
脱水　31, 66
脱水症　66
脱水症の症例　101
脱水補給液　60
ダブルバッグ製剤　84
ダブルバッグ方式　10
炭酸-重炭酸緩衝系　38
炭酸脱水酵素　38
単純電解質液　61
単純電解質液製剤　63
タンパク質　44

チ

チアミン　88
窒素死　47, 48
注射剤　9
注射剤・抗がん薬無菌調製ガイドライン　9
注射筒　17, 18
注射針　17, 18
中心静脈栄養法　69
注入　22

テ

低カリウム血症　34
低カルシウム血症　34
低張　28
低張性脱水　31
低張性電解質　61
低張性電解質輸液　57, 61
低張性電解質輸液製剤　60
低電解質輸液製剤　62
低ナトリウム血症　34
低マグネシウム血症　35
低リン血症　35
鉄　94
手袋　17
電解質　25, 52
電解質異常　33
電解質組成　25
電解質の調節機構　30
電解質輸液　57

電解質輸液の調製方法　35
TPN 基本液　80

ト

銅　95
糖・アミノ酸加総合電解質液　79
糖質　52
糖質投与量　51
糖質輸液製剤　71, 72
透析患者　107
等張　28
等張性脱水　31
等張性電解質輸液　57
等張性電解質輸液製剤　59
糖尿病の症例　109
投与カロリー計算例　51
投与速度　72, 75, 76
投与リスク　13
特殊アミノ酸製剤　74
トコフェロール　92
トリパレン　81
トリプルバッグ方式　10

ナ

ナイアシン　90
ナイアシン当量　90
内部環境　1
ナトリウム-カリウムポンプ　30
ナトリウム代謝異常　33

ニ

2 号液　60
ニコチン酸　90
乳酸アシドーシス　85
乳酸脱水素酵素　46
乳酸リンゲル液　28
尿素窒素　6
尿排泄　4

ネ

ネオパレン　84
熱傷深度分類　104
熱傷の症例　102
ネフロン　3, 4

ノ

nonprotein calorie/nitrogen 比　50

ハ

バイアル　11, 12, 19, 20
ハイカリック液　81

ハイカリック NC　81
ハイカリック RF　81
敗血症　86
配合変化　75
ハイドレーション　110
バソプレシン　2
バッグ　9
パントテン酸　91
Harris-Benedict の式　50

ヒ

ピーエヌツイン　82, 84
ビオチン　91
ビタミン製剤　87
ビタミン類　52
ビタミン A　91
ビタミン B_1　85, 88
ビタミン B_2　89
ビタミン B_6　90
ビタミン B_{12}　90
ビタミン C　90
ビタミン D　92
ビタミン E　92
ビタミン K　92
非タンパク質カロリー/窒素比　50
必須アミノ酸　53
ヒドロキシコバラミン　90
非必須アミノ酸　53
病態別特殊アミノ酸製剤　73
ピリドキサミン　90
ピリドキサール　90
ピリドキシン　90
微量元素　52
微量元素製剤　93
ピールオフ　11
ピールカット　18

フ

フィリップオフ　11
フィロキノン　92
不感蒸泄　30
不揮発性酸　37
副甲状腺ホルモン　34
浮腫　32
ブドウ糖輸液製剤　71
プラスチックソフトバッグ　9
プラスチックボトル　9
プルオフ　11
分岐鎖アミノ酸　46
Fischer 比　73

ヘ

ヘンレ係蹄　4

Henderson-Hasselbalch の式　38

ホ
芳香族アミノ酸　53
ボウマン嚢　3
ボトル　9
ホメオスターシス　1

マ
マグネシウム代謝異常　35
末梢静脈栄養法　69
末梢静脈栄養輸液製剤　77
マラスミック・クワシオルコル型　44
マラスムス型　45
マルピギー小体　3
マンガン　95
慢性腎不全の症例　106

ミ
水・電解質異常　24
水・電解質の調節機構　30
水・ナトリウムバランス　32
ミネラリン　93

ム
無菌シール貼付　22
無菌製剤　13
無菌調製法　9, 18

メ
メイラード反応　80, 83, 85
メナキノン　92

モ
モリブデン　97

ヤ
薬液の注入　21, 22
薬剤性急性腎不全　106

ユ
輸液　2
輸液製剤　2, 57
輸液製剤の使い分け　66
輸液の1日投与量　66
ユニカリック　82, 84

ヨ
葉酸　91
ヨウ素　96
4号液　60

リ
リスク　13
リハビックス-K　81
リボフラビン　89
リン代謝異常　35

レ
レチナール　91
レチノイン酸　91
レチノール　91
レチノール当量　91
レニン-アンギオテンシン-アルドステロン系　3

ワ
ワルファリン　77
ワンバッグ製剤　84

外国語索引

A
AAA 53
ADH 3, 5
aldosterone 2
anion gap 43
ANP 2, 3
antidiuretic hormone 5
aromatic amino acids 53
ascorbic acid 90
atrial natriuretic peptide 2

B
bacterial translocation 86
basal energy expenditure 50
BCAA 46
BEE 50
biotin 91
blood urea nitrogen 6
branched chain amino acid 46
BUN 6

C
CA 38
calcitonin 34
carbonic anhydrase 38
cholecalciferol 92
Cr 6
creatinin 6
cyanocobalamin 90

D
DEHP 77
dehydration 31

E
ECF 1
EN 69
enteral nutrition 69
ergocalciferol 92
essential amino acids 53
extracellular fluid 1

F
folic acid 91

H
homeostasis 1
hydroxycobalamin 90
hypertonic 28
hypotonic 28
hypotonic dehydration 31

I
ICF 2
interstitial fluid 24
intracellular fluid 2
intravenous hyperalimentation 69
ISF 24
isotonic 28
IVH 69

L
lactate dehydrogenase 46
LBM 47
LDH 46
lean body mass 47
loop of Henle 4

M
marasmic kwashiorkor 44
menaquinone 92

N
Na^+-K^+ATPase 30
niacin 90
nicotinic acid 90
nonessential amino acids 53
non-volatile acid 37

O
objective data assessment 49
ODA 49
osmolarity 27

P
pantothenic acid 91
parathyroid hormone 34
parenteral nutrition 69
PEM 44
peripheral parenteral nutrition 69
phagocytosis 5
phylloquinone 92
plasma 24
PN 69
PPN 69, 77
protein energy malnutrition 44
PTH 34
pyridoxal 90
pyridoxamine 90
pyridoxine 90

R
rapid turnover protein 49
RE 91
REE 50
resting energy expenditure 50
retinal 91
retinoic acid 91
retinol 91
riboflavin 89
RTP 49

S
SGA 48
subjective global assessment 48

T
TEE 50
thiamin 88
tocopherol 92
total energy expenditure 50
total parenteral nutrition 69
TPN 69
tube feeding 70

V
vasopressin 2
volatile acid 37
volume depletion 31

わかりやすい輸液製剤

定価（本体 2,200 円＋税）

編者　郡　修徳
　　　栄田　敏之

発行者　廣川節男
　　　東京都文京区本郷 3 丁目 27 番 14 号

平成 21 年 3 月 20 日　初版発行Ⓒ

発行所　株式会社　廣川書店

〒113-0033　東京都文京区本郷 3 丁目 27 番 14 号

〔編集〕電話　03（3815）3656　FAX　03（5684）7030
〔販売〕　　　03（3815）3652　　　03（3815）3650

Hirokawa Publishing Co.

27-14, Hongō-3, Bunkyo-ku, Tokyo

最新 薬物治療学

京都大学教授　赤池　昭紀 北里大学教授　石井　邦雄 明治薬科大学教授　越前　宏俊　編集 京都大学教授　金子　周司	B5判　490頁　5,250円

薬学教育モデル・コアカリキュラムにおける「薬物治療」の内容をカバーしつつ，最適な薬物治療に向けて薬剤師が持つべき疾病の病態と薬物治療に関して，必要かつ十分な記述をもつ教科書としてまとめた．

専門基礎：化学入門　その論理と表現

東京大学名誉教授　藤原　鎮男　著　　　　　　　　　　A5判　130頁　1,890円

本書は，専門科目としての「化学」の学習を始める前に，学生諸君がその準備として持つべき心構えと，知識を示している．主として，これから大学院課程の「化学」に進もうとする学生を対象にしている．
主要目次：元素の周期律／原子構造／近代科学の基本量／科学知識の表現／文献／数値・事象／画像／専門学習助言／科学をなぜ学ぶか．どう学ぶか

薬学生のための 生物物理化学入門

北海道大学教授　加茂　直樹　編集　　　　　　　　　　B5判　200頁　3,150円
徳島大学教授　嶋林　三郎

薬学生初心者対象の教科書，生体構成分子，生体膜，医薬品の作用，生体のエネルギー源，酵素反応などを本文8章と特別講義6講で解説，薬学会モデル・コアカリキュラム，国試出題基準，日本薬局方関連事項にも着目して執筆．豊富な練習問題で定期試験・薬剤師国家試験対策もOK．この教科書一冊で「関連分野にこわいものなし」．

薬学領域の物理化学

帝京平成大学教授
東京薬科大学名誉教授　渋谷　皓　編集　　　　　　　　　　A5判　380頁　5,460円

"薬学教育モデル・コアカリキュラム"のC1の物理化学領域の項目を網羅した．各章の冒頭にはコアカリキュラムに則した学習目標を記載し，各章の内容を薬学生の物理学，数学の学力で確実に理解できるようにわかりやすく記述した．章末の演習問題で理解度をチェックできる．

物理化学テキスト

松山大学教授　葛谷昌之　編集　　　　　　　　　　　　B5判　250頁　4,200円

「構造」「物性」「反応」の3部構成にし，平易な表現でかつ，簡潔にを目標に執筆した．各項目にSBOを明記し，薬学共用試験及び薬剤師国家試験への対応も施した．

わかりやすい医療英語

名城大学名誉教授　鈴木　英次　編集　　　　　　　　　B5判　250頁　3,150円

本書は，薬学，看護学などの学生を対象とする．高頻度の医療単語の語源，基礎から臨床分野の英文を厳選し，詳しい語句の解説と演習によって，正確な和訳の習得を目指した．テキスト，自習書として最適である．

CBT対策と演習シリーズ

薬学教育研究会　編　　　　　　　　　　　　　　　　　A5判　各130～250頁　各1,890円

本シリーズは，CBTに対応できる最低限の基礎学力の養成をめざした問題集である．
〈既刊〉有機化学　1,890円／分析化学　1,890円／薬理学　1,890円
〈近刊〉薬剤学／衛生薬学／生化学／機器分析

廣川書店　Hirokawa Publishing Company

113-0033　東京都文京区本郷3丁目27番14号
電話03(3815)3652　FAX03(3815)3650　http://www.hirokawa-shoten.co.jp/